# DOMANDO SUA FERINHA

DR. CHRISTOPHER GREEN

EDITORA FUNDAMENTO EDUCACIONAL

Editor e edição de texto: Editora Fundamento
Capa e editoração eletrônica: Scrok.Com
CTP e impressão: SVP - Gráfica Pallotti
Tradução: JPH Serv. de Editoração Gráfica e Inform. Ltda. ME (Albertina Piva)

Produzido originalmente por Doubleday (Austrália e Nova Zelândia)


**Dados Internacionais de Catalogação na Publicação (CIP)**
(Câmara Brasileira do Livro, SF, Brasil)

Green, Christopher
Domando sua ferinha 1 / Christopher Green; [versão brasileira da editora].
– 2. ed. – São Paulo, SP: Editora Fundamento Educacional, 2011.

Título original : Toddler Taming

1. Crianças – Criação 2. Disciplina infantil 3. Educação de crianças
4. Pais e filhos I. Título.

10-07720 CDD-649.1

**Índice para catálogo sistemático**
1. Crianças : Criação : Educação doméstica 649.1

Fundação Biblioteca Nacional



Impresso no Brasil

Telefone: (41) 3015 9700
E-mail: info@editorafundamento.com.br
Site: www.editorafundamento.com.br

Este livro foi impresso em papel cuchê fosco 115g/m² e a capa em cartão supremo alta alvura 250 g/m².

# SUMÁRIO

Capítulo 1

# O QUE É UMA CRIANCINHA?

**NESTE CAPÍTULO**

- O que caracteriza as criancinhas?

A criança pequena é uma pessoinha interessante, cuja idade varia entre um e quatro anos. Há quem chame esse período de "os anos terríveis", mas não são terríveis: na verdade, é um tempo de doce inocência, de dependência e de lembranças cheias de magia. As crianças pequenas são construídas conforme um projeto que é perfeito em cada detalhe, exceto por um pequeno defeito: elas possuem a atividade de um aeroporto internacional, porém a torre de controle não funciona.

A fase começa perto do primeiro aniversário. Nessa idade, as criancinhas descobrem que têm músculos para exercitar e não relutam em utilizá-los; começam a agir sem pensar até a idade de um ano e meio, atingem o máximo aos 2 anos e, gradualmente, vão melhorando, ao chegarem aos 2 anos e meio.

**HAVERIA MENOS PAIS ESTRESSADOS SE ELES COMPREENDESSEM QUE AS CRIANCINHAS NÃO SÃO CAPAZES DE ENTENDER A LÓGICA DOS ADULTOS.**

Alguns pais esperam que seus filhos de 2 anos tenham atitudes de adulto, mas, nesta fase, os "centros de juízo" ainda não estão funcionando.

Pais que desconhecem isso costumam desenvolver discussões que não têm nenhum sentido para as crianças: elas até podem parecer interessadas, mas é uma atitude semelhante a tentar convencer um Rottweiler das excelentes qualidades do carteiro.

Nas brincadeiras em grupo, os pais ficam constrangidos quando suas ferinhas de 2 anos fazem grosserias com outras crianças, mordem e não querem repartir nada. Interrompem as atividades a toda hora, não esperam a vez, e quando querem fazer xixi, tem que ser "ali, naquele vaso de flor".

A criança pequena não tem malícia ou sentido de agressão; seus problemas são simplesmente causados por um sistema de controle ainda não desenvolvido. Não há um só osso ruim nesses corpinhos.

Para mim, é fácil considerar o comportamento dela como normal, mas não é fácil para os pais, quando estão lutando na frente de batalha. A criancinha anti-social é criticada por especialistas que nunca tiveram filhos, ou por aqueles que tiveram a sorte de serem presenteados com um anjo. Não permita que os outros façam você se sentir cheia de culpa: acredite em mim, até a criança de 2 anos mais egoísta e mais agressiva vai se transformar num adulto educado e encantador.

Durante esses quatro anos de vida, o objetivo é livrá-las de problemas, saber usufruir da magia que elas trazem com novas experiências, e introduzir atitudes adultas quando seu cérebro de criança estiver pronto.

## AS FINALIDADES DA INFÂNCIA

**Para os pais, a infância é um tempo para:**

- introduzir controles;
- educar com delicadeza;
- estabelecer limites;
- evitar confrontações;
- demonstrar 100% de firmeza, quando necessário.

**Para as criancinhas, o objetivo da infância é:**

- aprender a controlar seus corpos e comportamentos;
- aprender a usar o banheiro;
- controlar os impulsos, aprendendo a esperar;
- aprender que ter um acesso de raiva não significa conseguir o que quer;
- controlar a frustração, aprendendo a ter um pouquinho de paciência;
- conseguir ficar algum tempo separadas dos pais;
- saber dividir e adquirir a noção de que os outros também têm direitos.

## O QUE CARACTERIZA AS CRIANCINHAS?

Quer você considere seu filhinho como "um pequeno tesouro", "um pigmeu mafioso", "uma ferinha" ou "uma criança terrível de 2 anos de idade", todas as criancinhas têm uma coisa em comum, que é uma interessante coleção de traços comportamentais, sua marca registrada.

### UMA GRANDE QUANTIDADE DE PODER

Crianças pequenas podem exercer uma incrível quantidade de poder sobre os adultos. Se não conseguem o que querem, seu protesto é tão violento que os pais se curvam ao primeiro assalto de fúria. É uma idade em que as crianças demonstram pouco autocontrole, mas isso não impede que elas tentem controlar as pessoas ao redor.

Não é o poder que causa o problema, mas como esse poder é usado. As criancinhas são negativas, demonstram pouco juízo e um total desconhecimento dos direitos dos outros. Com essa força, tudo o que elas têm a fazer é pisar firme e gritar, e os adultos pulam logo.

### POUCO JUÍZO

Eu vou ser cansativo e repetir várias vezes, porque é muito importante saber mais sobre juízo.

Quando as pessoas falam sobre "os anos terríveis", creio que se referem realmente "ao terrível período que vai de 1 ano e meio a 2 anos e meio de idade". É o período que alia um mínimo de juízo com um máximo de mobilidade.

É a idade de comportamentos inimagináveis, como, por exemplo, bater com a cabeça na parede, e de completo desdém pelo perigo, em atendimento aos interesses do momento. Crianças pequenas conseguem questionar, brigar e meter-se em situações impossíveis, mas falta-lhes a noção da hora exata de parar. Para que a disciplina seja efetiva, os pais precisam saber também qual é o melhor momento de desistir e voltar atrás.

**ACREDITO QUE ENTRE 1 E 2 ANOS DE IDADE A MAIORIA DAS CRIANÇAS TEM JUÍZO ZERO. A PARTIR DAÍ, O JUÍZO COMEÇA A AUMENTAR, ATÉ ATINGIR UMA QUANTIDADE SIGNIFICATIVA, PELOS 3 ANOS.**

Alguns pais criam um clima pesado ao educar seus filhos. Compreendem mal o comportamento deles e acham que a criança está deliberadamente tentando aborrecê-los. Começam acreditando que o filho tem malícia e que é quase um inimigo. Eles se esquecem de que ter filhos pode ser divertido.

Os pais pensam que têm crianças terríveis em casa, mas são só crianças normais, em fase de crescimento.

## EXIGINDO ATENÇÃO DURANTE 25 HORAS POR DIA

Criancinhas adoram estar no centro do palco, o tempo todo. Querem atenção 24 horas por dia e, se lhes for dada, então vão exigir 25 horas. Atenção é importante, mas cansa. Depois de um dia de brincadeiras, de respostas a incessantes perguntas e de tentativas de estar um passo à frente dessas pessoinhas inventivas e cheias de imaginação, os pais ficam exaustos. Não é uma exaustão física, mas uma forma especial de cansaço que nos deixa entorpecidos do pescoço para cima.

## CENTRADAS EM SI MESMAS

A maioria das criancinhas tem visão de túnel, que focaliza somente suas próprias necessidades e satisfações. Quando uma criança está brincando e quer um determinado brinquedo, é pouco provável que o peça educadamente. A idéia de esperar pela vez, considerar o ponto de vista de outra criança e repartir o que é seu lhe é inteiramente estranha. Apesar de gostarem de estar com outras crianças, a tendência é brincarem uma ao lado da outra e, não, uma com a outra. Esse comportamento centrado em si mesmas é normal para a maioria das crianças pequenas.

## PROJETO PARA OS PRÓXIMOS DEZ MINUTOS

As criancinhas vivem para o aqui e o agora. É uma idade em que pedidos e recompensas devem ser imediatos, e a disciplina também deve acontecer no momento e, não, depois. Não tem sentido punir uma criança de 2 anos, horas depois do acontecido. É igualmente insensato esperar que a criança entenda que, se for boazinha hoje, será recompensada com uma ida ao zoológico, na próxima semana.

### MARCAS REGISTRADAS DAS CRIANCINHAS

**A maioria delas:**

- tem mais poder que juízo;
- exige atenção 25 horas por dia;
- é centrada em si mesma;
- vive para o momento presente.

Os pais não devem se sentir culpados, devem saber que tudo isso é normal e deixar a vida rolar.

Capítulo 2

# PAIS CONFIANTES

**NESTE CAPÍTULO**

▪ Sem noção do que é normal ▪ Oprimidos pela competição ▪ Dominados pelos especialistas ▪ A individualidade que conta ▪ Obstáculos apresentados pelos profissionais

Alguns anos atrás, dirigindo-me a um grupo de pais, fiz uma pergunta simples: "Vocês confiam nas suas habilidades de pais?" Setenta e sete por cento daqueles que responderam disseram que tinham sérias dúvidas sobre o modo como agiam.

Parece que quanto mais a teoria sobre como educar crianças se torna complicada, menos nos sentimos preparados para confiar em nossos instintos naturais. Isso nos torna vulneráveis a um grupo previsível de fatores que minam nossa confiança. Citarei alguns deles.

## SEM NOÇÃO DO QUE É NORMAL

Freqüentemente, temos a sensação de que somos os únicos a ter problemas, mas devemos saber que estamos todos no mesmo barco. Com a criança pequena, algumas preocupações sobre comportamento são tão comuns que devem ser vistas como uma fase normal da infância. Lembre-se, a maioria das criancinhas tem dedinhos inquietos, não pensa no futuro, não tem juízo, gosta de atenção constante e, com freqüência, ignora a maior parte do que você fala.

**HAVERIA MENOS PAIS ESTRESSADOS SE ELES COMPREENDESSEM QUE AS CRIANCINHAS NÃO SÃO CAPAZES DE ENTENDER A LÓGICA DOS ADULTOS.**

Considera-se normal que 44% das crianças de 2 anos de idade ataquem o irmão ou irmã, sejam mais velhos ou mais moços, que 50% comam pouco, que 70% resistam a ir para a cama, que 83% queixem e resmunguem, que 94% queiram atenção constante, que 95% sejam teimosas e que 100% sejam ativas e não parem quietas. Algumas crianças demonstram tais características em um grau menor, enquanto outras conseguem atingir o máximo.

Já existem preocupações genuínas suficientes neste mundo, de modo que não devemos nos sentir inadequados ao acreditarmos que somos culpados pela existência de "problemas" em nossos filhos, que, na verdade, são comportamentos normais.

## OPRIMIDOS PELA COMPETIÇÃO

Vivemos em um mundo muito competitivo e não conseguimos deixar de reparar como as outras pessoas conduzem suas casas, seus relacionamentos e suas crianças. No passado, as crianças passavam a maior parte dos seis primeiros anos de vida em casa; hoje em dia, porém, nós as exibimos em público desde os primeiros dias de vida, o que, sem dúvida, pode gerar competição e embaraço.

Na sala de espera do consultório do pediatra você deve perguntar-se por que todas as outras crianças parecem ser maiores, mais fortes, mais desenvolvidas e ter mais dentes do que o seu mirrado pedacinho de gente. Você gosta de levar seu filho para brincar com outras crianças, mas acha que as pessoas ficam observando você e seu filho. Na pré-escola, a pressão pode ser sentida quando seu filhinho não consegue recortar com a tesoura, ou sai brincando ruidosamente, enquanto o grupo inteiro de crianças está pintando, ouvindo histórias ou aprendendo a fazer colagens. Pais competitivos tendem a camuflar as coisas, alardeando o que é raro e marcado pela esperteza, e calando sobre aquelas coisas comuns, como molhar a cama, por exemplo, que são as que nos embaraçam.

**LEMBRE-SE: DESACELERE E PROCURE VIVER A MAGIA DA INFÂNCIA.**

## DOMINADOS PELOS ESPECIALISTAS

Pergunto-me, com freqüência, no caso de todos os especialistas em educação de crianças serem varridos da face da terra, se os pais seriam piores. Enquanto tento desmistificar a educação infantil e incutir confiança, parece-me que centenas de outros estão empenhados em tornar tudo mais difícil. A confiança já é suficientemente frágil para que seja abalada por idéias incorretas que escuto a toda hora, como:

- Se ambos os pais trabalham fora, isso é prejudicial para as crianças. Não é verdade.
- Bicos ou chupetas nunca devem ser usados. Se funcionam, use-os.
- Crianças que dormem nos braços da mãe terão dificuldade de continuar dormindo se acordarem no meio da noite, sozinhas, na cama. Se você gosta de acariciar seu bebê até ele dormir, e se seu bebê gosta de ser acariciado até dormir, então esta é uma pequena porção da magia a que vocês dois têm direito.
- A criancinha que acorda várias vezes toda noite deve ser atendida e confortada pelos pais. Este é um problema de sono que deve ser curado o mais rápido possível.
- Criancinhas que brincam, ocasionalmente, com as partes íntimas fazem isto como sinal de abuso sexual. Bobagem. Crianças pequenas agem assim porque se sentem bem ou estão entediadas.

Livros cheios de idéias absurdas e sem nenhuma praticidade, que estabelecem padrões inatingíveis, só fazem criar medos e sentimentos de inadequação nos pais. São livros que deviam ser picados em pedaços e reciclados, para que algumas árvores do planeta fossem salvas.

## A INDIVIDUALIDADE QUE CONTA

Cada criança nasce como um indivíduo. Uma das maneiras mais rápidas de destruir a confiança é quando um pai força seu filho a se tornar algo que ele não tinha a intenção de ser. Uma criança com temperamento ativo nunca ficará sentada, quieta, o tempo suficiente para aprender a ler, aos 3 anos de idade, da mesma maneira que o menino tranqüilo, com um temperamento de anjo, não vai agüentar ficar sentado na primeira fila daquela luta de boxe.

Todos nós precisamos aprender a aceitar a criança que nos foi dada e, então, da nossa parte, fazer o melhor que pudermos. Devemos lembrar que também somos indivíduos, com nossos temperamentos e estilos diversos de exercer a paternidade. Devemos ter a confiança de agir por nós mesmos e não permitir uma espécie de lavagem cerebral por aqueles que agem diferente de nós.

## OBSTÁCULOS APRESENTADOS PELOS PROFISSIONAIS

Alguns profissionais conseguem fazer com que os pais se sintam inteiramente inadequados. Ainda pior, alguns estão ainda ancorados nas idéias pré-históricas dos anos 1950, e acham impossível oferecer qualquer conselho prático sobre comportamento sem psicoanalisar os pais. Escolha bem o profissional que vai atendê-lo. Os profissionais de ajuda devem ser bons em ajudar, mas, infelizmente, não é sempre assim que acontece.

Desconfie da escola de pensamento que afirma que devemos educar nossos filhos "de uma maneira única, que é a correta". Não existe uma maneira única e correta de criar os filhos. As modas sobre como educar as crianças vão e vêm, fazendo com que as crianças fiquem confusas, mas demonstrando que elas conseguem sobreviver bem, apesar de nossa interferência profissional.

### CONDIÇÕES BÁSICAS PARA QUE AS CRIANÇAS SEJAM FELIZES E SE SINTAM EM SEGURANÇA

**Não há dúvidas de que nossos filhos se desenvolvem melhor quando:**

- **São amados.** Todo mundo deveria se sentir amado e querido.
- **São parte de uma família.** Não subestime a importância de viver junto a avós, tias, tios e amigos.

- **Vivem em um lar estável, livre de tensões.** Atritos nas relações entre adultos nunca deixam de ser percebidos pelas crianças. A melhor coisa que podemos fazer pelas nossas crianças é sermos mais gentis um com o outro.
- **Têm pais com expectativas razoáveis.** Expectativas irrealistas causam problemas que desgastam os pais, desnecessariamente.
- **Recebem bons exemplos vindos dos adultos.** As crianças não podem comportar-se melhor do que aqueles exemplos que elas seguem.
- **São tratadas de maneira clara e consistente.** As crianças precisam saber em que terreno estão pisando, e que o que é válido hoje estará valendo amanhã.
- **Têm alegria e divertimento em suas vidas.** As crianças devem ser criadas como aprendizes de pais que sintam prazer em tê-las por perto.

Capítulo 3

# COMPREENDENDO O COMPOTAMENTO DAS CRIANCINHAS

**NESTE CAPÍTULO**

- As sete causas dos comportamentos das criancinhas
- Expectativas sensatas

Existe uma extensa amplitude de comportamento que pode ser classificada como normal. Há, também, uma grande variação de família a família. Já quando se trata de considerar o que é tolerável, não tenho dúvidas de que a decisão vai depender do espectador.

Se você colocar uma irrequieta e barulhenta criancinha numa família irrequieta e barulhenta, ela nem vai ser notada, enquanto uma criancinha quieta, tranqüila e bem educada, na mesma família, vai parecer um legume num piquenique de açougueiros.

A tolerância depende da constituição individual dos pais e de como o mundo está nos tratando, o que varia dia-a-dia. Quando as coisas estão bem, temos bastante paciência, mas naqueles dias terríveis, uma criancinha é um fardo pesado.

**O COMPORTAMENTO DAS CRIANCINHAS É UMA PREOCUPAÇÃO PARA A MAIORIA DOS PAIS, QUER SEJAM ELES PSICÓLOGOS, BOMBEIROS, ESPECIALISTAS EM COMPUTAÇÃO, OU PEDIATRAS.**

À medida que o seu cérebro cansado vai ficando mais cansado, torna-se fácil acreditar que seu filhinho é, de fato, um inimigo, pronto para atacá-lo. Mas posso assegurar-lhe que não é assim. Na verdade, ele é só uma criancinha sem juízo.

Segundo minha experiência, parece que quase todas as preocupações sobre comportamento se originam de um punhado de artimanhas. O reconhecimento dessas artimanhas pode ajudar a lidar com os tipos de comportamento que serão apresentados.

## AS SETE CAUSAS DOS COMPORTAMENTOS DAS CRIANCINHAS

Quando nós, pais, estamos tendo um mau dia, pode parecer que o repertório do comportamento das crianças pequenas é muito extenso, mas, de fato, tudo se resume a sete causas muito previsíveis.

O conhecimento dessas causas coloca todos os comportamentos em perspectiva e permite-nos adquirir uma base sólida para uma efetiva disciplina. São elas:

## 1. BUSCA DE ATENÇÃO

As criancinhas são loucas por atenção. Se não podem consegui-la por meios agradáveis, elas baixam o nível, amolam os pais e conseguem o que querem, mesmo que seja por meio de atos irritantes. Esta é, de longe, a causa mais comum de problemas com crianças pequenas.

Quando uma criancinha estiver agindo de maneira particularmente anti-social, pare e pergunte a si mesmo: "Se eu estivesse fazendo o que este pequeno terrorista está fazendo, o que eu conseguiria com isto?" A resposta é quase sempre a mesma: "Ganhar atenção".

### GRAUS DE ATENÇÃO

A atenção é enganosa. Acontece em muitos graus e formas. Se visualizarmos a atenção num espectro graduado de A a Z, veremos dois extremos de cores fortes com tons mais fracos entre um e outro. Nossos filhos vão, em geral, querer o melhor nível de atenção que puderem conseguir e, se o melhor não estiver disponível, eles vão descendo os graus até encontrarem um que lhes dê o que querem. Eis alguns exemplos:

- Grau A (o melhor): inclui todas as interações proximais entre pais e filhos, como falar, ler histórias, brincar juntos e afagos.
- Se os pais estiverem ocupados e o Grau A de atenção não estiver disponível, as crianças baixarão um Grau ou dois, para B, C ou D. Com certeza vão começar fazendo perguntas intermináveis, apesar de não estarem nem um pouco interessadas nas respostas. A atitude, pelo menos, mantém os canais de comunicação abertos e faz com que consigam uma relativa atenção.

- Se os Graus B, C ou D não funcionarem, um pouco de discussão e de contestação também servem.
- Continuando a descer o alfabeto, as crianças descobrem que dizer "Não" a tudo vai atrair a atenção da mamãe. Mas se isto, por algum motivo, não funcionar, elas sempre poderão escalar até o alto da cabeça do bebê ou fazer coisas indescritíveis com o gato, o que, sem dúvida, vai conseguir uma porção enorme de atenção.
- Bem junto dos níveis mais baixos do alfabeto, vamos encontrar os acessos de raiva, a respiração contida e, até, vômito forçado. Quando a atenção de qualidade não está disponível, vale qualquer esforço para alcançá-la.

## 2. CIÚME E COMPETIÇÃO

Ciúme e competição podem trazer problemas para os pais, mas surgem de algumas situações previsíveis, como a chegada de um novo bebê, uma criança estranha de visita, uma conversa longa ao telefone ou, mesmo, um bate-papo com uma amiga, enquanto você estiver fazendo compras.

Aos 2 anos de idade, as criancinhas ainda não desenvolveram bem a capacidade de repartir as coisas e respeitar o ponto de vista de outra pessoa. Elas gostam de ser a estrela do espetáculo de qualquer jeito e chegam a ser bem anti-sociais, quando alguém mais tenta ocupar o palco com elas. Mas o tempo acaba curando esse comportamento. Mais seis meses podem fazer toda a diferença.

## 3. FRUSTRAÇÃO

As criancinhas têm idéias muito acima de suas habilidades e quando as coisas não correm como planejaram elas ficam muito frustradas. Como pais, devemos aceitar o fato de que uma certa quantidade de birra e de choro é devida à frustração e, não, apenas a um mau comportamento. A criança está tentando lidar com as limitações de suas habilidades e, nesse momento, é de carinho e encorajamento que ela precisa, em vez de punição.

## 4. MEDO DA SEPARAÇÃO

As crianças pequenas, em geral, querem estar sempre junto de seus pais e se aborrecem quando são separadas deles. É um estágio normal de desenvolvimento e, não, um sinal de doença ou de mau comportamento. A ansiedade pela separação começa perto dos 7 meses de idade, intensifica-se ao máximo pelo primeiro aniversário e gradualmente diminui, durante os três próximos anos. O protesto não é desobediência, elas só estão tentando dizer que você é importante e que preferem ficar junto de você. Em geral, é uma situação que pode ser superada gradualmente com gentileza, mas não com castigo e repreensão.

## 5. REAÇÃO A DOENÇAS, A CANSAÇO, OU A DISTÚRBIOS EMOCIONAIS

Quando as criancinhas estão doentes, estão na fase de nascimento de dentes ou têm febre, é natural que não se comportem bem. Elas se sentem desconfortáveis e irritadas, então se julgam no direito de choramingar, bater o pé e fazer drama de coisas simples. Nessas fases de doença ou mal-estar, é melhor aceitar tudo como inevitável e liberar um pouco, mas retomando as rédeas assim que estiverem melhores.

Quando a casa estiver em desordem e as rotinas alteradas, o comportamento também pode piorar. Trabalho novo, mudança de casa, bebê novo, visitas, dormir tarde, viagens de férias e brigas em família também podem causar distúrbios. Quando houver mudanças e alterações, espere um pouco de mau comportamento, porém procure trabalhar a causa da tensão, em vez de tentar combatê-lo com disciplina punitiva.

### 6. EXPECTATIVAS IRREAIS POR PARTE DOS PAIS

Se os pais esperam que uma criança pequena tenha valores de um adulto, eles terão problemas. As criancinhas têm pouco juízo, vivem para o aqui e o agora, e, com certeza, não se comportam como adultos. Elas nada compreendem dos valores dos adultos, especialmente os que dizem respeito a dinheiro, despesas, posse e diplomacia. Tentar fazê-las crescer antes do tempo é penoso e se torna uma causa constante de atritos.

### 7. LUTAS COMPORTAMENTAIS

Os pais criam problemas para si próprios quando tomam um acontecimento desimportante e o transformam num grande drama. Tanto pais como filhos podem ser muito teimosos, mas somente as mães e os pais têm idade bastante e experiência para decidir quando é melhor retroceder.

## EXPECTATIVAS SENSATAS

É preocupante que tão poucos pais tenham idéia sobre o que constitui um comportamento normal para crianças pequenas. Gastamos um tempo precioso de nossas vidas sentindo-nos culpados, inadequados, nos auto-recriminando e acreditando que somos os únicos que não conseguimos controlar os filhos. A vida já é dura o bastante sem que nos imobilizemos com tal espécie de culpa infundada.

## TODAS AS CRIANCINHAS

- **Adoram chamar a atenção e odeiam ser ignoradas.** Algumas se sentem satisfeitas com os melhores esforços dos pais, outras vão espernear e gritar, a menos que lhes seja dada atenção durante 25 horas por dia, durante os 8 dias da semana.
- **Separam-se com muita dificuldade dos pais.** Nos primeiros 3 anos, uma criança prefere brincar perto da mãe e não gosta de tê-la longe dos olhos, por muito tempo. Na maioria dos casos, uma babá desconhecida causa problemas iniciais, porém ficar trancada no quarto, ou sozinha, enquanto você vai fazer compras, é um enorme trauma.
- **Tendem a ser pessoinhas muito ocupadas.** Algumas são extremamente ativas e dificilmente ficam quietas; outras são só "ativas".
- **Têm pouco senso de perigo.** São impulsivas e imprevisíveis, o que se torna um risco, mesmo em crianças aparentemente ajuizadas. Todas precisam de proteção constante dos pais.
- **Demonstram pouco respeito pela propriedade dos outros.** Seus dedinhos são atraídos como por magnetismo em relação a tudo que está perto deles. Enfeites são quebrados e os armários remexidos. Aqueles dez ativos dedinhos têm o incrível poder, por exemplo, de conseguir espalhar geléia sobre uma mesa inteira.
- **Têm a tendência de ser teimosas e voluntariosas.** Algumas são verdadeiras militantes, outras, porém, conseguem curvar-se à razão.
- **Tendem a não enxergar a montanha de sujeira que produziram.** A criança asseada que se mantém limpa e até mesmo guarda os brinquedos é uma exceção completa à regra.
- **Fazem perguntas intermináveis, repetindo a mesma pergunta sem parar, com pouquíssimo interesse pela resposta.** Isto se aplica especialmente àquelas que têm acima de 3 anos.
- **Mudam de idéia a cada minuto.** Você vai ficar louco por causa disto? Não, é só lavagem cerebral, ao estilo das criancinhas.
- **Interrompem os adultos, constantemente.** Não é que elas queiram ser rudes, mas acham que a contribuição delas é muito

mais importante do que as irrelevantes divagações dos pais.

- **Fazem com que seus pais se sintam inferiores.** Crianças pequenas têm uma inacreditável habilidade de desmoralizar os pais. Muitas agem como verdadeiros anjos quando estão sob a responsabilidade de outras pessoas, reservando seu lado demoníaco exclusivamente para os pais.
- **São extremamente sensíveis aos problemas existentes no meio em que vivem.** Seu padrão de sono pode ser alterado por doença, férias ou estresse. A menor alteração ocorrida em seu meio ambiente poderá, muitas vezes, fazer com que uma criança já treinada a usar o banheiro volte a agir como um bebê.

## MUITAS CRIANCINHAS

- **Ficam sentadas e se concentram, por algum tempo, para desenhar, brincar com jogos de armar ou atividades de pré-alfabetização.** Pouquíssimas crianças ficam paradas por muito tempo; a maioria já está impaciente depois de cinco minutos e procura um meio de escapar. Um grande número de criancinhas ativas não fica sentada nem por pequenos períodos de tempo.
- **São encantadoras e afetivas.** Existe, como sempre, uma minoria que não gosta de ser tocada, são crianças distantes e parecem dar um mínimo de retorno de amor aos pais.
- **São determinadas e independentes.** Algumas se tornam tão beligerantes que se recusam a ser alimentadas e vestidas, mesmo sendo jovens demais para deixarem de ser ajudadas. Outras se mostram passivas, dependentes e felizes, quando mimadas e dirigidas.
- **São alpinistas compulsivas.** Organizam expedições ao alto do sofá e, depois desta escalada, partem para a conquista de bancos, mesas ou qualquer outro móvel que estiver por perto. Outras são mais ajuizadas e demonstram um medo saudável da "sensação dolorida no final do tombo".

- **Começam a evitar a comida perto do primeiro aniversário, voltando, talvez, a um padrão alimentar regular dentro de um ano.** Algumas toleram uma dieta sem graça; outras não comem nada que esteja à vista. Algumas comem nas refeições principais, outras nasceram só para beliscar.
- **Têm medos.** Cachorros, barulhos estridentes, situações novas, objetos estranhos e gente podem causar aflição e angústia em metade das crianças nessa idade.
- **Apresentam uma enorme quantidade de hábitos irritantes.** Isto, sem dúvida, não é um problema somente das crianças.
- **Têm um comportamento flutuante dia a dia, e semana a semana.** Os maus dias são computados aos dentes que estão nascendo, sono insuficiente ou "alguma coisa que comeram". São boas desculpas, mas nunca parece ocorrer aos pais que os adultos também têm dias bons e maus, e, no entanto, não botamos a culpa disto no nascimento de dentes.

Capítulo 4

# DISCIPLINA

**NESTE CAPÍTULO**

- O que é disciplina? ▪ Quando começar? ▪ Tornando a vida mais fácil para nós
- Comportamento – questões de disciplina ▪ Arrumando os brinquedos
- Problemas inexistentes não precisam de disciplina

Cada um de nós, seja uma criança em idade escolar, uma criancinha ou um adulto, precisa de disciplina. Sentimo-nos muito mais felizes e com mais segurança quando temos uma vida disciplinada e sabemos exatamente onde estamos pisando. As crianças se sentem mais felizes quando sabem que os pais são unidos e preocupados o suficiente com a maneira de elas se comportarem.

Educar crianças pode não ser uma brincadeira, mas será mais pacífico se todos os jogadores conhecerem as regras e não tiverem dúvidas de que o juiz será, ao mesmo tempo, firme e justo.

## O QUE É DISCIPLINA?

Quando se usa a palavra disciplina, muitos pais ficam perturbados, porque fazem uma associação com castigos, mas não deve ser assim. Disciplina é um conceito muito mais atrativo quando visto como uma experiência de aprendizado para nossas crianças, em vez de lembrar dor e punição.

A disciplina pode nos ser imposta de fora ou pode vir de dentro de nós, como autodisciplina. Obviamente, as crianças pequenas não têm noção de autodisciplina e, assim, todo controle deve vir externamente dos pais. Na idade da pré-escola, as crianças já estarão prontas para começar a assumir algumas responsabilidades por seus próprios atos, e poderemos ajudar nesse processo se afrouxarmos as rédeas e lhes permitirmos liberdade de escolha, o que fará com que elas sintam as repercussões de decisões certas e erradas. A finalidade última é conseguir estabelecer a autodisciplina, quando crescerem.

## QUANDO COMEÇAR?

Bebês, antes de um ano de idade, certamente não precisam de disciplina. Eles têm necessidade de amor, rotina e segurança. Já as crianças

**OS PAIS DEVEM TER EXPECTATIVAS SENSATAS SOBRE AS CRIANÇAS PEQUENAS. NENHUMA CRIANÇA DE 2 ANOS DE IDADE VAI PENSAR OU SE COMPORTAR COMO UM ADULTO.**

pequenas são completamente diferentes. Estão naquele estágio interessante em que exercitam os músculos e em que tudo ao redor representa um desafio. Elas precisam muito de disciplina: a quantidade depende do temperamento individual da criança e da tolerância dos pais.

Quando iniciar o uso da disciplina é uma decisão muito individual, mas o mais importante é agir gentilmente no princípio. Antes dos 2 anos, as crianças fazem poucas coisas que podem ser consideradas como agressivas, erradas ou desagradáveis. O que falta em suas ações é juízo. Orientação firme e suave em geral é suficiente, deixando-se os raios e trovões na reserva.

## TORNANDO A VIDA MAIS FÁCIL PARA NÓS

O comportamento de nossas crianças depende de dois fatores: o temperamento que Deus lhes deu e o meio em que moram. Saber disso faz com que nós, os pais, tenhamos muita responsabilidade no processo. Enquanto ficamos perplexos com o temperamento delas, o meio ambiente é algo que podemos modificar sempre, à medida que tentamos lidar melhor com as situações do dia-a-dia.

Passarei a citar algumas idéias simples que qualquer um pode usar, a fim de que a vida se torne mais fácil. Apesar de muitas delas já serem conhecidas, quando estamos muito cansados, o senso comum não é tão comum:

- Tente manter a calma.
- Não discuta, aceite o inevitável e, uma vez terminado o incidente, esqueça.
- Ambos os pais devem manter uma disciplina consistente.

- Dê a seu filhinho estrutura, rotina e limites claros.
- Tenha expectativas realísticas quanto ao comportamento dele e evite aquelas artimanhas que desencadeiam maus comportamentos, como vimos no Cap. 3.
- Torne a sua casa à prova de criancinhas (veja Cap. 6).
- Evite batalhas que não podem ser vencidas.
- Quando tudo isto falhar, saia de casa.

## COMPORTAMENTO – QUESTÕES DE DISCIPLINA

A grande maioria de comportamentos que preocupa os pais é constituída de problemas inexistentes, que não surgiriam se tivéssemos expectativas mais sensatas com relação a nossos filhos. Eis algumas perguntas que serão mais bem respondidas com compreensão do que com disciplina:

*"Se digo não, ele grita até eu desistir."*

Criancinhas são extremamente habilidosas em conseguir o que querem de seus pais. Algumas desenvolveram a arte de gritar de tal forma que ataca os nervos dos pais e o mais convincente "Não!" se transforma em "Sim", depois de apenas dois minutos de tortura.

- Será que valia a pena? Não – da próxima vez não reaja às armadilhas habituais.
- Seja firme e convincente. Nunca ceda aos gritos. Afaste-se. Saia de perto.

*"Meu filho de 2 anos grita e empurra se outra criança vem nos visitar e ousa pegar seus brinquedos."*

Crianças pequenas não são boas em socialização e em compartilhar suas coisas. Elas se acham importantes e sabem que os brinquedos são delas: portanto, esperam que todos os intrusos mantenham as mãos longe deles. O importante é orientá-las com suavidade, a cada vez; a maturidade vai conseguir realizar grandes milagres.

- Mencione ligeiramente a possibilidade de compartilhar os brinquedos. Não force, não faça uma cena.
- Compense a criança visitante com maior quantidade de atenção.
- Introduza outra área de divertimento para distrair. Pôr de castigo não é apropriado nesse caso, a menos que aconteçam repetidos e violentos assaltos à visita.

## ARRUMANDO OS BRINQUEDOS

Algumas crianças parecem já ter nascido arrumadas, enquanto outras ignoram completamente a desordem em que vivem. As primeiras são facilmente treinadas para a limpeza e a ordem, as outras serão um problema, mas as coisas podem sempre ser melhoradas e facilitadas:

- Tenha expectativas sensatas. Limpeza e arrumação são possíveis, mas não são usuais para uma criança com menos de 3 anos de idade.
- Restrinja o número de brinquedos. Crianças pequenas não precisam de um quarto cheio de coisas para brincar. Guarde alguns, depois faça um rodízio e reintroduza-os, despertando um interesse novo por brinquedos esquecidos.
- Evite qualquer produto que venha dividido em vinte pedacinhos. A menos que você queira eliminar semanas de sua vida, procurando os pedaços perdidos.
- Tenha uma caixa grande de papelão para os brinquedos e procure estabelecer o hábito de enchê-la quando as brincadeiras acabarem.
- Dê uma ordem definida quando for a hora de arrumar tudo. Recompense os esforços feitos, com elogios. Depois, acrescente alguma atividade como recompensa.

## PROBLEMAS INEXISTENTES NÃO PRECISAM DE DISCIPLINA

*"Tentei suas técnicas de comportamento, mas as coisas, ao invés de melhorar, pioraram."*

Quando as crianças descobrem que seus truques antigos não estão dando mais resultado, elas aumentam a intensidade. Isso, geralmente, é sinal de que você está começando a alcançar seu objetivo. Mantenha-se firme e terá sucesso.

*"Como fazer para separar meu filhinho dos brinquedos de estimação e daquele cobertor com que ele fica agarrado?"*

Por que tirar um objeto de estimação de uma criança? Alguns pais querem todos os objetos de estimação longe das crianças, desde cedo, para promover sua independência. Mas nós todos precisamos de cobertores de estimação. Por que apressar as crianças, roubando-lhes a infância?

*"Quando eu o ponho na cama, imediatamente ele começa a pedir água, ou para aumentar a luz etc."*

Muitas crianças adiam a hora de dormir, numa tentativa de manter aqueles que amam por perto, o maior tempo possível. Dê-lhe toda a atenção antes de botá-lo na cama, então seja decisiva, firme e saia do quarto.

*"Minha menina de 2 anos de idade só quer beliscar o tempo todo e não come a quantidade necessária na hora das refeições."*

Crianças pequenas comem quando estão com fome e não são governadas por nossos horários artificiais de refeições. Lanchinhos rápidos podem prover excelente nutrição. Se sua filha estiver saudável, com energia suficiente e com uma dieta razoável, relaxe.

Capítulo 5

# TÉCNICAS DE DISCIPLINA

**NESTE CAPÍTULO**

▪ Tudo está na voz ▪ As seis principais dicas sobre disciplina ▪ Distração ▪ Encoraje o que é bom, desencoraje o que é mau ▪ O que é uma recompensa? ▪ Voltando ao campo de batalha ▪ Mudança de ambiente ▪ Existe lugar para a democracia? ▪ Bater nas crianças

Disciplina não é apenas castigar, mas encorajar, recompensar e moldar o procedimento da criança para que se comporte de maneira correta. No conjunto, a disciplina é muito positiva.

Um comportamento que rende vantagens para a criança, em geral, vai ser repetido, portanto, o que queremos deixar claro é que as recompensas sejam dadas para comportamentos corretos e, não, para os errados.

## TUDO ESTÁ NA VOZ

A melhor maneira de disciplinar uma criança pequena é através de seu tom de voz. "Você é um ótimo menino", "Você é uma ótima menina", "Assim é que é certo", "Muito bem", todo tipo de observação deve ser usada, juntamente com o modo pelo qual você olha para a criança enquanto está falando com ela. Transmita amor e aprovação, por meio do olhar. Deixe-a ver o brilho em seus olhos. É esse conjunto de tom de voz e ação que devemos usar para encorajar os comportamentos que desejamos em nossas crianças.

Quando não estiverem se comportando da maneira que você quer, use um tom de voz mais firme, um tom de desaprovação, com o rosto sério, e elas, instintivamente, saberão que fizeram algo errado. Poderão não entender o que foi, mas entenderão que você não está satisfeita. Afaste-se delas, significando que fizeram alguma coisa que desagradou você e da qual você não quer participar. Desse modo você estará, com sutileza, moldando o comportamento delas.

## AS SEIS PRINCIPAIS DICAS SOBRE DISCIPLINA

Aqui estão algumas maneiras práticas para disciplinar as crianças, sem que você tenha que recorrer ao método "já para o quarto, agora!"

## 1. NÃO RECOMPENSE O MAU COMPORTAMENTO.

Atenção é a maior recompensa de todas. Corte a atenção quando as coisas não estão indo bem e você não quer que o comportamento se repita. Elas devem ter a noção de que você não está satisfeito. Porém, cuidado. Se a maior recompensa é a atenção, e a maior punição é não dar atenção, lembre-se que gritar com elas, discutir com elas ou, mesmo, bater nelas também são formas de atenção. O melhor é cortar toda e qualquer atenção.

## 2. NÃO ANALISE O COMPORTAMENTO DE SEU FILHO

Não procure lógica no comportamento dele, porque não vai encontrar nenhuma. Não adianta dizer "Ele está fazendo isto deliberadamente para me aborrecer", porque não é verdade. Tampouco, ele está pensando muito no que está fazendo. "Ele está me desobedecendo de propósito", você diz. Não é desobediência, ele só presta uma quantidade muito pequena de atenção ao que você diz.

Os pais podem envolver-se em dificuldades, agindo desse modo, fazendo pregações para crianças de 2 anos de idade por longos períodos de tempo, por uma alegada desobediência. É inútil. O debate sobre o bem e o mal é uma enorme perda de tempo, nesta idade. Deixe isso para quando tiverem mais de 5 anos.

## 3. DISTRAÇÃO É A SUA MELHOR ARMA

Toda criança se distrai com facilidade. Assim, quando uma criancinha estiver querendo mexer no seu cristal favorito, você poderá dizer algo assim: "Olhe, tem um cachorro no jardim. Oh! ele foi embora!" Geralmente funciona. Parece desonesto, mas pode preservar sua sanidade!

## 4. CONHEÇA AS ARMADILHAS

Tenho a certeza de que você conhece todos os modos de conseguir um dia terrível com seu filhinho. Há certas coisas que são uma garantia para deixá-lo "elétrico", como, por exemplo, ir ao supermercado. Portanto, se você conhece as situações que desencadeiam maus comportamentos nele, evite-as, enquanto ele é pequeno.

## 5. DÊ INSTRUÇÕES CLARAS

Comunicação clara é um dos artifícios utilizados por pais positivos. De nada adianta dizer para a criança: "Você quer apanhar os seus brinquedos agora?" Mas, sim, olhá-la bem nos olhos e dizer: "Joãozinho, apanhe seus brinquedos. Venha cá, eu ajudo." Crianças pequenas jogam como se fossem máquinas de pôquer. Elas experimentam você, porque sabem que, se conseguirem jogar durante muito tempo, você eventualmente poderá desistir e aí elas ganham o prêmio maior. Então, a alternativa é nunca deixá-las ganhar.

## 6. IGNORE O QUE NÃO É IMPORTANTE

Muitos pais discutem sobre qualquer assunto, mesmo os irrelevantes, deixando as crianças tão excitadas que elas passam a comportar-se realmente mal. O que interessa é concentrar-se nos 20% que realmente importam e ignorar os 80% que são irrelevantes. Isto é importante. Não se esqueça, porém, de que, quando você estiver optando por ignorar determinados comportamentos que não lhe agradam, deve fazê-los de modo firme mas calmo, cortando toda espécie de atenção e não se importando com o que estiver acontecendo.

## DISTRAÇÃO

Distração é um daqueles remédios antigos que venceu o teste do tempo e continua funcionando.

Volte atrás alguns anos, quando você era pequeno, na casa da vovó, e começava a arrancar todas as folhas das plantas dos vasos. Ela falava calmamente: "Acabei de me lembrar que ainda tenho aqueles pirulitos lá naquele pote grande, na cozinha". Com isso, suas mãos largavam a planta, e você corria a todo vapor para a cozinha. Dessa maneira, ninguém levantava a voz, a paz era restaurada e as plantas continuavam no seu papel de combater o efeito estufa.

Hoje em dia os pais podem usar a mesma técnica com igual sucesso. É particularmente eficaz com crianças mais novas. Quando parece que você vai mergulhar de cabeça num grande aborrecimento, é mais fácil desviar a atenção da criança antes que o comportamento detestável tenha tempo de se instalar. Existe um momento psicológico preciso que os pais mais espertos conseguem detectar e, se aproveitado, a situação estará a salvo antes que se perca o controle.

## ENCORAJE O QUE É BOM, DESENCORAJE O QUE É MAU

As técnicas de modificação de comportamento estabelecem que qualquer comportamento reforçado por recompensas tenderá a se repetir, e qualquer comportamento que não for notado, encorajado e reforçado provavelmente desaparecerá.

Em crianças pequenas, a modificação comportamental funcionará melhor se o bom comportamento for recompensado imediatamente. Mesmo que seja só um minuto depois do acontecido, a recompensa vai perder alguma força, nessa idade. A técnica deve ser usada consistentemente para ser efetiva. Se um comportamento precisa ser ignorado, isso deve acontecer cinco vezes em cinco vezes que ocorrer. Se for ignorado apenas quatro vezes em cinco ocorrências, não adianta.

## O QUE É UMA RECOMPENSA?

Quanto a comportamentos, há dois estilos de recompensas: as leves ou sociais, e as materiais e tangíveis.

### RECOMPENSAS LEVES OU SOCIAIS

São as que se referem a atenção, sorrisos, elogios e toques. De todas, a atenção é a mais forte e quando usada com sabedoria poderá ser muito poderosa. Quando mal utilizada, entretanto, pode promover alguns comportamentos muito indesejáveis. Tanto as crianças como os adultos são muito sensíveis a técnicas de comportamento sutis e leves, seja pelo calor da voz, seja por aquele brilho no olhar.

### RECOMPENSAS MATERIAIS

São itens mais tangíveis, como uma estrela dourada num cartaz, um selo especial, uma figurinha rara ou um conjunto de brinquedinhos. E ainda existem todas aquelas doces recompensas que afetam os dentes de seu filho e a conta bancária do dentista.

### RECOMPENSAS SOCIAIS OU MATERIAIS

Para decidir se deve usar recompensas sociais ou materiais, um importante fator a considerar é a idade da criança. A maioria das criancinhas fica muito feliz com recompensas leves, particularmente atenção, enquanto as crianças mais velhas são mais suscetíveis ao valor dos objetos e podem reagir melhor a recompensas tangíveis.

## RECOMPENSAS E SUBORNOS

Existe uma sutil diferença entre recompensa e suborno. O suborno é uma espécie de chantagem, em que se diz a uma criança que ela só poderá ter algo depois que cumprir determinada tarefa. Já a recompensa se apresenta como um bônus imediato e não anunciado, depois que um bom comportamento aparece. Muitas vezes, a diferença entre recompensa e suborno não fica muito clara, e ainda que eu prefira recompensas, se um pouco do velho suborno atinge o efeito desejado, use-o.

## VOLTANDO AO CAMPO DE BATALHA

As técnicas de modificação de comportamento permitem que contornemos os problemas causados por uma criança teimosa sem mergulharmos em lutas inúteis. Entretanto, apresentam um ponto fraco: é muito fácil voltar ao campo de batalha, porque a técnica não garante que se encoraje somente o que é bom.

Muitas vezes acontece, estranhamente, de a técnica se transformar no contrário, deixando de ser uma aliada para se apresentar como inimiga. Um exemplo comum de retorno ao campo de batalha se refere a alimentação. Você põe a comida na frente de seu filhinho, ele dá uma olhada, e diz "Ugh!" Imediatamente, os adultos começam a agir como criancinhas: a mamãe faz aviõezinhos, o papai faz malabarismo com as laranjas e até o cachorro procura fazer acrobacias circenses. Com todas essas recompensas por não comer, a boca continua fechada, como se estivesse lacrada. Pronto! Está criado um problema de alimentação.

Comecemos de novo. Ele olha para a comida: "Ugh!" Você o ignora completamente. Ou ele come ou fica com fome, mas você mantém a sanidade e não terá futuras batalhas a respeito de comida.

## MUDANÇA DE AMBIENTE

Quando você já tiver experimentado toda disciplina possível, sem resultado, quando você estiver perdendo o controle e seu filhinho perceber isso, não repreenda, não bata: use a técnica de mudar de ambiente. Se você gritar, brigar, tornar-se irracional e se comportar como uma criancinha, o jogo está perdido.

A finalidade de mudar de ambiente é tirar a criança de uma situação sem saída e colocá-la, por algum tempo, em outro lugar. Isso faz com que a criança deixe de estar no centro do palco para ocupar um lugar de menos destaque. Ela terá tempo para esfriar a cabeça, e os pais, também.

Mudar de ambiente é um método poderoso para manter paz em casa e, se usado adequadamente, reduzirá consideravelmente a tensão emocional, sem amedrontar ou perturbar a criança. À medida que a tensão diminui e a criança compreende claramente os limites que lhe são impostos, o resultado será uma vida mais unida e feliz para todos.

Pais de crianças difíceis também têm limite e não é aconselhável checar até onde se agüenta. Quando estiver perdendo o controle, mude de ambiente.

## EXISTE LUGAR PARA A DEMOCRACIA?

Os pais gastam uma incrível quantidade de energia todo dia em discussões, conversas e tentativas democráticas com as crianças pequenas. Entre 3 e 4 anos de idade, elas adoram atenção e uma das principais maneiras de garantir um fluxo constante desse produto é fazer perguntas sem fim. Quando se examina o que elas perguntam, nota-se que o âmbito é muito pequeno, que existe pouco interesse nas respostas e que a mesma pergunta é repetida sem parar, enquanto os pais morderem a isca.

Fazer perguntas é uma característica singular e deve ser encorajada até certo ponto, mas quando as crianças insistem em discutir, questionar e argumentar sem parar, sem que se estabeleça uma relação com a busca de conhecimento, aí já é uma questão diferente. Quando o pingue-pongue verbal começa, os pais devem se perguntar se aquilo vai levá-los a algum lugar. Escutemos nossas criancinhas, porém quando o único objetivo do exercício é manter-nos ligados, abaixo a democracia!

## BATER NAS CRIANÇAS

Bater é um assunto delicado, e um verdadeiro exército de pessoas se alinha de cada lado da argumentação. Seja um bom método de educar as crianças, ou não, o fato é que muitos pais batem em seus filhos.

De modo geral, um tapa corretivo e ocasional é praticamente inofensivo, apesar de ainda permanecer como uma forma ineficiente de disciplina. Usualmente é ineficaz porque acontece num momento de exasperação e é seguido pela culpa e fraqueza dos pais, que as crianças manipulam em seu próprio favor.

**BATER NAS CRIANÇAS PEQUENAS É UMA FORMA POBRE DE DISCIPLINA, PORÉM É USADA POR ALGUNS PAIS.**

Se tiver de bater em seu filhinho, é bom ter idéia dos possíveis resultados, bons e maus.

### BATER: RESULTADOS BONS

- Resolve uma situação sem saída.

Um tapinha é útil quando crianças e pais estão empacados numa situação que precisa de solução, por exemplo, se a criança se recusa a ficar presa ao assento do carro. Quando todo o resto falhou e nossa autoridade está em jogo, um tapa de leve geralmente resolve logo o assunto.

- Impede o perigo.

Acredito que um tapinha bem dado pode ser um bom meio de assegurar que uma ação perigosa nunca mais se repetirá. Não vejo nada errado em um tapa imediato, que reforçará a mensagem de que aquilo que aconteceu nunca mais deverá acontecer de novo. Os gatos têm nove vidas, mas não acontece o mesmo com as crianças. Mesmo que o tapa produza um pequeno trauma emocional, será um preço pequeno a pagar se comparado com a dor maior de um ferimento e se conseguir manter nossos filhos vivos e saudáveis.

## BATER: MAUS RESULTADOS

- Tapa não superado

Muitos tapas parecem acontecer quando os pais estão zangados. Na hora, eles se sentem melhor, mas é sempre uma disciplina doentia, ao mesmo tempo intempestiva e desapropriada. O problema para a maioria dos pais surge dois minutos depois, quando, após o dilúvio de lágrimas da criança, a raiva se transforma em culpa. O pai culpado abraça a criança, consola-a, a punição se transforma em recompensa e o jogo está perdido. Para alguns pais, um tapa rápido pode desfazer uma situação e recuperar o controle necessário, mas, se não for superado adequadamente, é preferível evitar.

- A última gota

A maioria dos tapas dados pelos pais acontece quando eles estão saturados e não agüentam mais. Muitas vezes o tapa surge após uma longa série de amolações e é precipitado por um fato trivial que se torna a última gota d'água, estourando o limite dos pais. Com isto, uma considerável quantidade de raiva é posta para fora, o que confunde, sem dúvida, as crianças.

Seja um ato bom ou mau, bater é uma forma de disciplina que continua a ser usada por muitos pais considerados bons. Certamente terá efeito numa criança de temperamento mais fácil, apesar de eu acreditar que existem formas muito melhores de disciplina para essas crianças.

Pais que têm crianças difíceis precisam de todos os tipos de disciplina que puderem utilizar. No entanto, quando a disciplina é muito necessária, bater pode se tornar ineficaz e perigoso. Pais desesperados recorrem a um tapa e, quando falha, eles batem mais forte. Raiva, ressentimento e perda de controle são só o princípio de uma situação que pode acabar em abuso.

Capítulo 6

# TORNANDO SUA CASA À PROVA DE CRIANCINHAS

**NESTE CAPÍTULO**

▪ Dedinhos curiosos e a ruína da casa dos sonhos ▪ Trincos, fechaduras e áreas proibidas ▪ Maquiagem e marcadores de texto ▪ Perigos, cachorros e objetos pontiagudos ▪ Fortifique sua casa ▪ O chiqueirinho

A vida pode ficar bem mais fácil se você viver numa casa adequadamente preparada. Isso se torna uma necessidade logo depois do primeiro aniversário, quando as crianças ficam extremamente inquisitivas, adquirem mais mobilidade, mas continuam com pouco juízo. Já soube de pais que levaram tão a sério essa necessidade que chegaram a andar de quatro pela casa, para examinar as coisas a partir da perspectiva das crianças. Assim também é demais, mas não há dúvida de que tornar a casa à prova delas é importante.

## DEDINHOS CURIOSOS E A RUÍNA DA CASA DOS SONHOS

Quando os recém-casados se mudam para a primeira casa, gostam de expor os melhores objetos de decoração que possuem, em geral à altura das crianças pequenas. É um rude choque quando aquela ferinha surge em cena e começa a mexer em tudo, revirando a casa. Nesse momento, é preciso repensar a situação.

**SE VOCÊ TEM UM FILHO PEQUENO QUE PERGUNTA MUITO E MEXE EM TUDO, TORNAR SUA CASA UM LUGAR SEGURO NÃO É SÓ RECOMENDÁVEL, É UMA NECESSIDADE.**

É claro que você poderá deixar todas aquelas coisas tentadoras espalhadas pela casa; se você disser não e distrair bastante a criança, pode ser que ela entenda que não deve mexer, mas raramente o esforço vale a pena. Os pais sensatos mantêm as tentações fora do alcance das criancinhas, e vão gradualmente reintroduzindo os objetos, conforme o tempo passa.

## TRINCOS, FECHADURAS E ÁREAS PROIBIDAS

Mantenha objetos que podem ser quebrados num armário à prova de crianças ou numa prateleira alta. Se você tem uma mobília de ótima qualidade num cômodo, com um tapete branco como a neve, é melhor declará-lo território proibido. Se suas colherinhas de café estão indo por água abaixo no vaso sanitário, coloque um bom trinco na gaveta de talheres. Alguns armários devem ser trancados, enquanto outros podem ficar abertos para serem explorados. Móveis que contenham panelas leves, frutas e verduras são lugares seguros, mas aqueles com facas afiadas, detergentes e produtos de limpeza são absolutamente proibidos.

## MAQUIAGEM E MARCADORES DE TEXTO

Muitas crianças pequenas têm incríveis talentos artísticos, particularmente quando se trata de pintura com os dedos sobre móveis, chão ou espelhos. Batom, esmalte de unhas, maquiagem e marcadores de texto devem ficar fora de alcance. Qualquer caneta cuja tinta não seja lavável com facilidade deve ser mantida sob o máximo de segurança.

## PERIGOS, CACHORROS E OBJETOS PONTIAGUDOS

Casas com portas de vidro ou com janelas grandes que vão até o chão representam um perigo para as crianças. Se elas caírem através do vidro poderão sofrer graves cortes e será ainda pior se passarem com o velocípede através de uma janela sem proteção, caindo do primeiro andar. Evite tais perigos colocando móveis, barras temporárias nas janelas e utilize vidro reforçado onde for possível.

Tomadas de segurança devem ser colocadas nos pontos de energia, já que as crianças pequenas têm um imenso fascínio por eletricidade.

Móveis e objetos domésticos pontiagudos, que podem cortar ou ferir, devem ser removidos ou cobertos com material macio.

É imperativo que todos os remédios estejam guardados com segurança, trancados em armário mais alto que a altura do braço. Um erro muito comum é deixar produtos muito mais perigosos que os remédios ao alcance das mãos, na cozinha, na lavanderia ou no barracão do jardim. Alvejantes, veneno para ratos, veneno contra ervas daninhas, produtos para desentupir canos e detergentes são o tipo de material agressivo que deve ficar bem trancado, longe das crianças.

**É IMPORTANTE TORNAR SUA CASA À PROVA DE CRIANÇAS PEQUENAS PARA A SEGURANÇA DE SEU FILHO, PARA A SEGURANÇA DE SEUS BENS E PARA SUA PRÓPRIA PAZ DE ESPÍRITO.**

Em geral, animais de estimação e crianças pequenas se dão bem, mas não deve haver lugar numa casa para um cão bravo, que morde quando incitado, ainda que seu papel de guardião seja muito importante.

## FORTIFIQUE SUA CASA

Lidar com uma criancinha ativa é sempre mais fácil se você tiver um jardim seguro. As crianças precisam de espaço, mas você nunca terá sossego sem a existência de cercas e portões para evitar que fujam para a rua.

Quando não há muros e as ruas sãoperigosas, todas as portas de saída da casa devem ser trancadas. Os melhores métodos são fechaduras altas, corrente de segurança ou fechaduras que têm maçaneta de um lado e chave de outro. Se você tem uma daquelas crianças quietas, angelicais e previsíveis ou sua casa é rodeada por metros de gramado a perder de vista, tudo o que foi dito é completamente desnecessário.

## O CHIQUEIRINHO

E, finalmente, o chiqueirinho. É considerado uma maravilhosa invenção para manter crianças ativas afastadas do perigo. Apesar de ser bom, em teoria, raramente funciona na prática, porque crianças extremamente ativas precisam de espaço e protestam, quando colocadas no chiqueirinho. Alguns pais, porém, dizem que o chiqueirinho é para seu próprio uso: eles colocam uma cadeira confortável lá dentro, sentam-se e lêem um bom livro, enquanto a criança corre pela casa.

Capítulo 7

# ACESSOS DE RAIVA

**NESTE CAPÍTULO**

- Tratando os acessos de raiva
- Aprendendo a solucionar acessos de raiva
- Atuação especial no supermercado

Acessos de raiva são a marca registrada das crianças pequenas. Começam perto do primeiro aniversário, mas, geralmente, aos 4 anos, a maioria delas já aprendeu que há modos melhores de conseguir o que quer.

Para uma criancinha habilidosa, o acesso de raiva é um recurso sofisticado que pode apresentar-se sob diferentes estímulos. Nem todos os acessos de raiva são causados simplesmente por um pai que cria obstáculos a uma criança obstinada em fazer alguma coisa. Alguns surgem das frustrações íntimas da própria criança, quando fica irritada ou impaciente com a própria falta de habilidade manual, por exemplo.

## TRATANDO OS ACESSOS DE RAIVA

O tratamento para o acesso de raiva depende da idade da criança, da razão para o comportamento e do local onde está acontecendo, em casa ou fora de casa.

No primeiro ano, antes do segundo aniversário, o comportamento em geral acontece sem muita razão de ser. Nessa idade, se for possível, é melhor agir com delicadeza, tentando controlar a atitude. Entretanto, é diferente quando você tem um filho de 3 anos que faz uso do acesso de raiva para desafiar abertamente a autoridade paterna. Neste caso, os pais devem ser consistentes e permanecer firmes.

- Algumas crianças jogam com os pais como se eles fossem máquinas caça-níqueis. Se elas conseguirem a pontuação máxima, vão continuar a jogar. Mas, se os pais revirem a disciplina de modo a não permitir que elas vençam, pode ser que elas recuem. Até uma criança de 2 anos de idade vai notar que não vale a pena o esforço.
- Se uma criança fica frustrada por causa da própria inabilidade, ela logo usa o acesso de raiva. Se isso acontecer, não é de castigo que ela precisa, mas de uma mão amiga e de conforto. Além disso,

qualquer criança que esteja doente ou em um lar perturbado precisa de atenção e de delicadeza.

## APRENDENDO A SOLUCIONAR ACESSOS DE RAIVA

A solução para acessos de raiva é fácil na teoria, mas nem sempre tão simples na prática. Eis aqui uma situação típica:

- O menininho de 2 anos e meio, amante de música, decide que quer brincar com o Walkman da irmã mais velha. Isto não é bom; você tira o aparelho das mãos dele e o coloca em segurança, no alto da prateleira.
- Você explica calma e claramente, em três palavras ou menos, porque ele não pode pegá-lo. Ele não fica satisfeito com a situação.
- Ele liga os motores e aumenta a velocidade, preparando-se para a decolagem. É um bom momento para distrair a atenção dele. "Olhe, o papai está chegando mais cedo em casa hoje", você diz, olhando pela janela. "Ah! Não é ele, é outro carro branco."
- Não funcionou. Ele agora aumenta mais a velocidade, chegando ao máximo. Então o acesso de raiva é inevitável, ele se debate, braços e pernas para todos os lados, grunhindo, gritando, socando como um lutador profissional.
- Neste momento, até a mãe mais serena e mais equilibrada se sente profundamente estressada. As mãos tremem, as palmas das mãos estão molhadas, a pressão sangüínea sobe, você está prestes a ter um derrame.
- Você deveria ignorá-lo, mas não é fácil. Felizmente, só fingir que ignora já é suficiente.
- Fique calma, não se inquiete, não preste atenção, não discuta: vá fazer outra coisa.
- Vá para outro cômodo da casa. Lave os pratos, descasque legumes, pendure a roupa, vá tomar um pouco de ar.

*Observação: Agora pense, por um momento, no que se passa na cabeça de um menininho no auge do acesso de raiva. Ele está fazendo sua melhor atuação, digna de um Oscar, e no meio do ato, a platéia se levanta e vai embora. Com a maioria dos atores, se isso acontecesse, eles parariam por aí, mas, certamente, não com crianças pequenas.*

- Agora que a platéia virou as costas e o está ignorando, o menininho decepcionado desiste, agita a bandeira branca e fungando e soluçando procura conforto. Se acontecer assim, perdoe, esqueça, não repreenda, seja gentil. Mas não exagere; afinal, a vitória foi da mãe e o menininho não deve receber muita recompensa.
- Porém, pode acontecer que, lá no local onde está, o militante ainda esteja em plena capacidade de luta. "Isso é demais," ele pensa, correndo atrás da mãe e dobrando a força do acesso de raiva, aos pés da mãe.
- O volume sobe, ele chuta você, que, rapidamente começa a perder o controle. Não se esqueça de que nós, os pais, somos os adultos, aqueles que devem manter o controle da situação. Enquanto ainda há tempo, use a técnica de mudar de ambiente.
- Pegue seu filhinho gentilmente, sem raiva ou ódio, e coloque-o firme e decididamente no quarto dele. Faça isso com completa convicção, não deixe a menor dúvida de que está falando absolutamente sério.
- Ao sair do quarto, diga com firmeza, em poucas palavras, que ele deve ficar lá até que esteja completamente controlado; então, saia rapidamente para um lugar distante da casa.
- Tanto faz se demora um minuto ou quinze para ele se acalmar, o importante é que a tensão tenha diminuído e que a confrontação tenha passado.
- Esqueça, não conte vantagem, não alimente rancor e procure envolvê-lo em outra atividade nova e interessante. Relaxe, e deixe o acesso de raiva e a tensão para trás.

## ATUAÇÃO ESPECIAL NO SUPERMERCADO

Os acessos de raiva, em geral, não são difíceis de manejar quando acontecem em casa, porém são outro assunto quando representados num lugar público. O pior é que, não importa o que você faça metade das pessoas que observam vai achar que você está agindo errado.

Muitos pais acham que fazer compras é estressante e podem mesmo sentir-se envergonhados quando estão em público, convencidos de que são um fracasso porque não conseguem controlar os filhos. Tolice. Enquanto você se sente envergonhado em público, muitas outras crianças semelhantes são deixadas com um vizinho, com uma babá temporária, ou até naquela torre fortificada, que é a casa da vovó.

Se você tiver um anarquista de supermercado em suas mãos, aqui estão algumas opções:

1. Sofra estoicamente, compre uma tinta para esconder os cabelos brancos e espere que a idade e a maturidade possam trazer comportamentos melhores.
2. Use a vovó, um vizinho ou uma babá esporádica para poder fazer compras no supermercado, livre de acessos de raiva.
3. Faça compras tarde da noite ou convide seu companheiro para servir de carregador, inspetor e entretenimento.
4. Escolha supermercados que não tenham chocolate perto das caixas registradoras.
5. Arranje uma distração antes de chegar à seção do supermercado onde fica o problema. "Olhe aquele homem ali, de cabelo engraçado!" pode ser uma boa.
6. Quando tudo isso falhar, resta a opção de fazer compras a jato. Quem escolhe esse sistema, já deve sair de casa sabendo o que vai comprar. Entra no supermercado com a criança no carrinho de compras, empurrado a toda velocidade. Os produtos são escolhidos

**SE AS COMPRAS E O SEU FILHINHO NÃO SE DÃO BEM, USE OS AVÓS, UM VIZINHO OU UMA AJUDA OCASIONAL, PARA QUE VOCÊ FAÇA COMPRAS LIVRE DE ACESSOS DE RAIVA.**

nas prateleiras, com determinação e sem hesitar; então, vai-se direto para a caixa registradora, faz-se o pagamento, e rua. Com um pouco de sorte, quando o pequeno começar a pensar em esquentar os motores para a costumeira cena no supermercado, já será tarde demais.

A maioria das crianças que tem acessos de raiva na rua, faz o mesmo em casa. O ideal é focalizar primeiro os de casa porque, uma vez resolvidos esses, o controle com certeza se estenderá aos outros.

Capítulo 8

# TREINAMENTO DO USO DO BANHEIRO

## NESTE CAPÍTULO

- Desenvolvimento normal do uso do banheiro
- Regras fundamentais
- Urgência
- Cama molhada

As crianças aprendem a usar o banheiro quando elas, e somente elas, se sentem prontas para isso. Nenhuma criança poderá ser treinada enquanto os nervos apropriados não estejam suficientemente amadurecidos, um processo que não depende absolutamente do pai nem do médico mais famoso.

Uma vez atingida a maturidade, o processo depende muito do temperamento da criança, assim como da habilidade e da astúcia de quem a treina.

A maioria das dificuldades sobre treinamento de uso do banheiro, na verdade, é de problemas inexistentes, causados por expectativas irreais e por conselhos enganosos. Não se deixe influenciar por todos aqueles amigos bem-intencionados e pelas interferências da família. Não comece cedo demais: esta é a maneira segura de criar problemas desnecessários. Lembre-se de que só as crianças têm o controle final de ir ao banheiro quando elas quiserem. Não tenha pressa, não brigue, relaxe.

## DESENVOLVIMENTO NORMAL DO USO DO BANHEIRO

Até 1 ano e meio de idade, não existe controle adequado dos intestinos e da bexiga. À medida que a criança se aproxima dos 18 meses, um controle voluntário começa a surgir.

De nada adianta tomar a sério o treinamento do uso do banheiro enquanto a criança não tiver, pelo menos, a noção de quando está seca ou molhada. Nos meses que se seguem a essa descoberta, a criança se torna ciente de suas necessidades antes que aconteçam. É um grande acontecimento que ocorre entre 18 meses e 2 anos de idade, mas quanto ao treinamento do xixi surge um problema. Apesar de o aviso ser dado, o sistema de alarme da criança só está ajustado para perceber a iminência do aguaceiro cerca de 5 segundos antes de acontecer.

Pelos 2 anos de idade, a sensibilidade para o aviso aumenta e você poderá esperar algum sucesso. Também nessa época, o controle dos intestinos já estará estabelecido, acontecendo, em algumas crianças, antes do da urina e, em outras, depois.

Aos 2 anos e meio, mais de dois terços das crianças ficarão secas, a maior parte do tempo; a maioria vai ao banheiro sozinha e consegue tirar as calças sem cometer muitos problemas. Também é a época em que o xixi noturno começa a ficar sob controle: no começo há necessidade de levar a criança ao banheiro no meio da noite e, mais tarde, ela agüenta até de manhã. Apesar de muitas crianças estarem treinadas perto dos 2 anos e meio, o procedimento completo ainda exige uma certa urgência – a criança precisa ir ao banheiro "agora" e, não, quando convém aos pais.

**VOCÊ NÃO ERRARÁ MUITO A RESPEITO DE TREINAMENTO DO USO DO BANHEIRO, DESDE QUE NÃO COMECE MUITO CEDO, NÃO FORCE A CRIANÇA E NÃO SE APRESSE.**

O treinamento precoce do uso do banheiro é um sinal de inteligência tão importante quanto o nascimento precoce dos dentes. Para nós, especialistas, hoje está claro que:

- 18 meses é a idade mínima para se iniciar o treinamento.
- 2 anos é, provavelmente, uma faixa etária mais realista, mas, se você esperar até 2 anos e meio, não vou ficar preocupado.
- Forçar crianças pequenas causa tensão, e tensão faz com que esses pequeninos seres humanos fechem todas as aberturas do corpo. Não force, relaxe. Crianças relaxadas acham mais fácil usar o banheiro.

Cabe aos pais decidir se vão treinar as crianças a usar o vaso sanitário ou um piniquinho. Não existe uma resposta certa; a forma de usá-los é mais importante do que o próprio equipamento.

Muitos pais começam fazendo as crianças sentarem no piniquinho, e a maioria das crianças também o prefere. Existe a grande vantagem de ser portátil, podendo ser carregado de um cômodo para o outro. Há, porém, algumas criancinhas independentes que desejam usar o vaso sanitário, como os adultos. Nesse caso, pode ser colocado um assento próprio para crianças sobre o assento do vaso sanitário.

## REGRAS FUNDAMENTAIS

1. Uma criança deve, primeiro, aprender a sentar-se no vaso, antes de usá-lo.
2. Uma criança deve saber a diferença entre sentir-se molhada e seca, antes que se comece o treinamento da bexiga.
3. Uma criança deve ser capaz de manter as fraldas secas, à noite, antes que se espere que a cama fique seca.

### PLANO DE TREINAMENTO DA BEXIGA

- A criança tem idade bastante para começar o treinamento?
- Ela sabe a diferença entre estar seca e molhada?
- Se o seu carpete não agüenta, ponha calcinhas nela.
- Sente a criança regularmente no vasinho especial, antes das refeições.
- Não force, não excite, faça leves insinuações de encorajamento.
- Quando, eventualmente, acontecer o que você espera, repare e recompense.

### MENINOS: ELES DEVEM SE SENTAR OU FICAR DE PÉ?

Alguns especialistas filosofam quanto ao aprendizado dos meninos, considerando se devem urinar de pé, ou sentados. Na verdade, isso não tem a menor importância. Se você optar pela posição de pé, o treinamento da urina poderá se realizar ligeiramente mais rápido, graças à recompensa de poder ficar ouvindo o barulhinho na água e também pelo fato de ser responsável pelo uso do próprio equipamento.

Há, entretanto, muitas desvantagens. Menininhos, nessa fase, são exemplo do que chamo de "Síndrome do bombeiro": eles são diabolicamente imprecisos e espalham xixi pelo banheiro todo.

Em compensação, alguns ficam tão arrebatados com a nova habilidade que é quase impossível fazê-los sentar. Assim, você consegue promover o treinamento da urina, mas atrasa o controle dos intestinos. Se seu filhinho faz questão de ficar de pé e resiste a sentar, não se preocupe, é só um problema temporário.

### PLANO DE TREINAMENTO DOS INTESTINOS

- Comece depois dos 18 meses de idade, que é a época em que tanto os pais quanto as crianças estão prontos.
- Sente a criança no vasinho especial três vezes por dia, depois das refeições. Faça isso de maneira divertida. Nunca force. Não faça um espalhafato se houver rebeldia.
- Uma vez que o hábito de sentar esteja estabelecido, dê um toque emocional de encorajamento, que irá plantar as sementes do sucesso, e, então, espere pacientemente.
- Quando o grande dia chegar, solte os fogos de artifício!

## URGÊNCIA

Quando você está fora de casa, fazendo compras com seu filhinho, você já sabe que quando ele diz "Xixi, xixi agora", ele quer dizer agora, e não daqui a cinco minutos. Nessa fase, os pais são forçados a abandonar o recato, levando a criança para a beirada do passeio ou ajudando-a a regar o canteiro de flores que estiver mais perto. Viagens de carro também são difíceis, com freqüentes paradas obrigatórias. Urgência é uma normalidade, em relação a criancinhas. Pequenos sinais de umidade aparecem, em particular quando a criança fica excitada ou profundamente interessada na brincadeira. Acidentes em maior proporção ainda vão acontecer por, pelo menos, um ano.

## CAMA MOLHADA

A média de idade para atingir a completa secura durante a noite fica em 33 meses, mas 10% das crianças de 5 anos de idade ainda molham a cama regularmente. Depois, cerca de 15% são curadas do hábito a cada ano, até que se torne relativamente raro entre os adolescentes. Os pais de uma criança de 5 anos de idade, que molha a cama, devem ficar tranqüilos porque, apesar de outros pais não declararem o fato abertamente, pelo menos duas outras crianças na classe de seu filhinho também devem ser regulares molhadores de camas.

O atraso no treinamento da bexiga, no horário noturno, parece ter uma forte relação genética. Alguns estudos mostram que quase 70% dos molhadores de camas têm um pai ou irmão com problema similar. Molhar a cama é também mais comum em meninos.

### TREINAMENTO PARA DEIXAR DE MOLHAR A CAMA

- Quando você encontrar um número significativo de fraldas ainda secas, de manhã, já é tempo de tirá-las. Geralmente, isso acelera o treinamento.
- Se o controle da bexiga permanece incerto, pegue a criança e leve-a ao banheiro, antes de ir para a cama. Para algumas isso dá certo.
- Medicação pode ajudar, mas o efeito é temporário.

Capítulo 9

# SONO

**NESTE CAPÍTULO**

- Principais problemas quanto ao sono ▪ Técnica de controle do choro
- Quando elas não querem ir para a cama, à noite ▪ Criança que vai toda noite para a cama dos pais ▪ Perguntas comuns

Crianças pequenas que não dormem bem podem ser causa de profunda infelicidade para os pais. A mãe que diz “Ela não está dormindo o suficiente”, está, de fato, falando em código. O que ela realmente quer dizer é “Esqueça a criança, eu é que estou me sentindo como um zumbi”.

O que aconteceu à noite é, na verdade, só metade da história. É o dia seguinte que realmente deixa marcas. É quando a mãe, irritada e cansada, com o cérebro embotado, tem de lutar valentemente para cuidar da criancinha também cansada, irritada e sem nenhum juízo. O resultado, freqüentemente, é um desastre completo.

Se você for um leitor exausto, por causa de um filhinho que não dorme direito, o alívio está à vista. Os métodos que apresentarei a seguir oferecem 90% de chance de cura, dentro de uma semana.

## PRINCIPAIS PROBLEMAS QUANTO AO SONO

Quando se trata de dormir, há três estratégias que as crianças usam para mortificar os pais. A pior é quando a criança acorda no meio da noite, grita uma, ou várias vezes, noite após noite, mês após mês. Esse comportamento consegue transformar pessoas felizes e sorridentes em verdadeiros “mortos vivos”. Existe também aquela criança que não quer ficar sozinha à noite. Esse tipo não deixa os pais exaustos nem os priva do sono, mas rouba-lhes um tempo valioso que podiam passar um com o outro, sozinhos. Por fim, existe a criança que se comporta bem, mas, de madrugada, esquiva-se silenciosamente para a cama dos pais. É um hábito inocente, até o momento em que os pais começam a ser chutados e empurrados para a beirada da cama: aí já não é mais tão divertido.

As crianças também acordam quando estão doentes, quando os dentes estão despontando ou quando a vida em casa está agitada:

nesses casos, não se trata de problemas de sono. São momentos em que a criança precisa de conforto e, não, de disciplina.

## TÉCNICA DE CONTROLE DO CHORO

Todos os adultos e a maioria das crianças aprenderam a acordar, virar de lado e pegar no sono, de novo, sem perturbar a casa inteira. Quando as crianças pequenas são atendidas, alimentadas e paparicadas cada vez que acordam, elas acordarão regularmente para conseguir a mesma atenção. Se a atenção não estiver disponível, elas vão acabar concluindo que é mais fácil ficarem quietas e voltarem a dormir.

Meu método de choro controlado consiste em deixar a criança chorar por um pequeno período de tempo, em seguida dar um pouco de atenção, mas não muita, deixando-a chorar um pouco mais a cada vez, sempre oferecendo atenção incompleta, gradualmente deixando que o tempo de choro aumente. Assim, a criança vai começar a pensar: "Eu sei que ela me ama, sei que ela vem sempre me atender, mas não vale a pena tanto esforço".

### A CIÊNCIA DO SONO

O sono não é um estado de inconsciência, é um ciclo que alterna sono profundo com sono mais leve, pontuado de períodos regulares de despertar. Estudos das ondas cerebrais comprovam que há um padrão elétrico diverso para cada estágio. Primeiro, dormimos, depois atingimos o plano mais profundo de inconsciência, sonhamos durante certo tempo, depois voltamos para um estágio mais leve de sono antes de atingir a consciência, esticamos o corpo ou os membros, viramos e recomeçamos o ciclo.

Os traços elétricos indicam que, em média, o recém-nascido tem um ciclo de sono de cerca de uma hora, uma criança pequena, até 4 anos, tem um ciclo de mais ou menos uma hora e meia, enquanto os adultos também dormem uma hora e meia entre um despertar e outro.

Apesar de saber que todos os seres humanos acordam regularmente a cada noite, não temos de aceitar que as criancinhas perturbem os pais quando elas acordam. É normal que as crianças pequenas acordem durante a noite. Elas podem se mexer, murmurar ou fazer algum barulho, mas não devem esperar que você compartilhe com elas essas atividades noturnas. As crianças devem ser encorajadas a agir como adultos e a aprender a acalmar-se e a voltar a dormir.

## A TÉCNICA

- Seu filhinho acorda às 3 da manhã. No princípio é só um choro leve, mas logo se transforma num protesto barulhento.
- Deixe-o chorar, em média, por 5 minutos, 10 minutos se for rigorosa, 2 se for sensível e 1 se for muito frágil. A extensão do choro depende da tolerância dos pais e de quanto, verdadeiramente, a criança está aborrecida. Não desista facilmente diante de choro barulhento sem lágrimas, mas somente diante de perturbações causadas por medo e histeria, que exigem consolo rápido.
- Entre no quarto da criança; pegue-a no colo, acaricie, console. Ou mantenha-a no berço, acariciando-a, que é o melhor.
- Quando o choro alto se transforma em soluços e choro leve, é o sinal dado por Deus para deixá-la e sair decididamente do quarto.
- Ela fica espantada com a sua ousadia de ir embora. Imediatamente, começa a chorar de novo, em sinal de protesto.
- Agora é o momento de deixá-la chorar por 2 minutos mais do que da última vez, isto é, 10+2 minutos, 5+2 minutos, 2+2 minutos, 1+2 minutos.
- Entre no quarto, pegue-a no colo, acaricie, fale, console. Quando o choro estiver sob controle, deixe-a e saia imediatamente.

- De novo, se necessário, aumente o período do choro por mais 2 minutos. Então console, aumente o período do choro outra vez, console, aumente etc.
- Seja extremamente firme, continue durante o tempo que for necessário. Não adianta começar a usar esta técnica se não estiver preparada para levá-la a termo.
- Se a criança dormir, volte para sua cama e tente descansar um pouco. Se ela acordar outra vez, aja de maneira firme de novo. Faça o mesmo na noite seguinte, e na seguinte, e por quanto tempo mais for necessário.
- Se nenhum sucesso for conseguido e você sentir que está atingindo seu limite, não desista.
- Se for preciso, após tentativas infrutíferas, consulte seu pediatra sobre o uso de sedativos leves. Nunca faça uso de sedativos sem orientação médica.
- É sempre útil ter uma pessoa amiga para conversar. À medida que você luta como pode, às 2 da manhã, tentando ser durona, é muito mais fácil ser firme se você tiver alguém, fora da área de combate, a quem possa contar seus esforços, pela manhã.

## QUANDO ELAS NÃO QUEREM IR PARA A CAMA, À NOITE

Metade das criancinhas vai querer brincar na hora de ir para a cama, se elas perceberem que isso funciona. Parece que o relógio delas, aquele que marca a hora de dormir, está sempre atrasado quanto à hora que os pais desejam. Algumas estão nitidamente cansadas, mas recusam-se obstinadamente a ir para a cama, enquanto outras enfurecem os pais, entrando e saindo do quarto. Outras, mais sutis, disfarçam com pedidos diversos, como água, idas ao banheiro e outras coisas mais, e com isso conseguem manter os pais ocupados, dando-lhes o máximo de atenção. A maior parte dos problemas quanto à hora de ir para a cama é simplesmente uma questão de maus hábitos, que podem ser evitados com rotina e regras administradas por pais gentis, mas determinados. Darei algumas sugestões.

## PROCEDIMENTO GENTIL

- Boa rotina: experimente seguir uma rotina regular quanto ao horário de ir para a cama, mantendo uma hora constante. Excepcionalmente, você poderá introduzir um horário mais tardio, mas que seja temporário. Uma vez estabelecido tal horário, é mais fácil ir reduzindo-o alguns minutos a cada noite, até que o horário desejável seja restabelecido.
- Transmita calma: não brigue, não lute, não agite, não corra, não brinque de esconder nem jogue jogos agressivos perto da hora de ir para a cama. Os atletas olímpicos não vão direto para a cama, assim que acabam as corridas; também nós precisamos de um período de desligamento antes de dormir. Dê um banho, converse, acaricie e leia uma história tranqüila.
- Saia decididamente: quando for a hora de sair do quarto, diga boa-noite e saia conforme você decidiu. Não dê atenção aos pedidos cuja única finalidade é ganhar tempo.
- Saídas do quarto: se a criança sair do quarto, você deve ser firme. Não se sinta culpado por ser rígido, afinal de contas você lhe deu bastante atenção antes da hora de ir para a cama. Nunca encoraje aquele entra-e-sai do quarto. Leve-a de volta, não aceite perguntas, você é que manda, ela sabe o que fazer, e é assim que deve ser.

## A OPÇÃO RÍGIDA

- Boa rotina, transmita calma, saia decididamente: como foi explicado acima.

- Se ela sair do quarto uma vez: leve-a de volta, imediatamente. Não deixe dúvidas de que você não vai tolerar isso e vai ficar bravo se ela reaparecer.
- Se sair de novo: daqui para a frente não pode haver mal-entendidos. Você a ama verdadeiramente, mas já dedicou a ela bastante tempo e deu-lhe muita atenção, e mesmo que apenas um narizinho aparecer na porta do seu quarto outra vez, você deve soltar raios e trovões.
- Se sair ainda uma vez: agora um sério desafio começou; você pode insistir em sua atitude ou abdicar da posição de líder. Se você está a fim de se impor, será preciso bloquear todas as possibilidades de ela sair do quarto. Se você acredita na eficácia de um tapinha de advertência, é o momento de aplicá-lo.

## MINHA INVENÇÃO: O TRUQUE DA CORDA

Se os pais concluem de que não estão chegando a lugar nenhum, recomendo o truque da corda. É uma das minhas melhores invenções e que foi utilizada com meus próprios filhos, na tentativa de refrear-lhes as artimanhas de fuga do quarto. A única coisa necessária é um pedaço de corda resistente.

Antes que você comece a ficar preocupado, explico que não vou sugerir que você amarre seu filho na cama, apesar de isso ser bastante tentador. O que você tem a fazer é amarrar uma ponta da corda em volta da maçaneta interna da porta do quarto e prender a outra ponta à maçaneta de uma porta próxima.

Ajuste a corda cuidadosamente de modo que, quando a porta do quarto for puxada para abrir, a abertura fique um pouco menor do que o diâmetro da cabeça da criança. Como todas as mulheres que já tiveram bebês sabem, se a cabeça não sair, nada mais sai. A criança não fica trancada no quarto, ela só não pode sair.

Pode ser que ela comece a chorar para que você desista, mas, mais uma vez, o artifício vai falhar se você fizer uso da técnica de controle do choro. Deixe uma luz acessa no corredor, de modo que a criança possa ver e ouvir o que está acontecendo na casa. Isto fará com que ela não fique assustada e, ao mesmo tempo, tenha a noção de que a cama é o lugar onde ela deve ficar.

Essa invenção não é uma maneira de fazer as crianças dormirem, é somente um modo de ter a certeza de que, uma vez colocadas no quarto para dormir, elas vão ficar lá!

## CRIANÇA QUE VAI TODA NOITE PARA A CAMA DOS PAIS

Ir para a cama dos pais no meio da noite é, dos três, o problema menos prejudicial quanto ao sono das criancinhas. Depende da decisão individual de cada um dos pais se vai haver tolerância quanto a isso ou não.

Os métodos apontados abaixo podem parecer um pouco severos, mas o meio da noite não é hora de brincar, e vale a pena ser firme, porque há muitas chances de se obter uma cura rápida e permanente.

### A TÉCNICA

- No momento em que a criança aparece, ela deve ser levada de volta, imediatamente.
- Se ela retornar, dê um aviso firme, e, se possível, o pai deve levá-la para a cama.
- Se voltar pela terceira vez, tranque as portas.
- Os resultados: dez em cada dez ficam curadas.

## PERGUNTAS COMUNS

*"Eu experimentei a técnica do choro controlado e não funcionou."*

Quando explico o que deve ser feito, a pessoa que pergunta, em geral, perde algum detalhe do método. Procure certificar-se de que a técnica foi utilizada corretamente. É importante que você esteja decidida a conseguir a cura e precisa ser firme, especialmente no meio da noite. Se não estiver conseguindo nada, procure o pediatra e pergunte se é aconselhável associar um sedativo leve à técnica. Isso permitirá que os pais descansem e se mantenham decididos, mesmo que a luta seja longa. Quando se aplica esta técnica adequadamente, é extremamente raro que não se alcance a cura ou, ao menos, um progresso significativo.

*"Meu filhinho divide o quarto com a irmã e quando tentamos a técnica do choro controlado os dois ficam acordados a noite toda."*

Seria surpreendente se os irmãos fossem capazes de dormir no meio de toda essa choradeira. Sugiro que a outra criança seja removida para outro quarto ou qualquer outro cômodo da casa. Assim, você será capaz de aplicar a técnica adequadamente; em uma semana, duas crianças, que adoram dormir, estarão juntas outra vez.

*"Ela chora à noite, mas, se é atendida imediatamente e lhe dou a chupeta preferida, conseguimos uma paz temporária. Devo usar sua técnica?"*

Se fôssemos completamente subjugados pela disciplina, a chupeta deveria ser removida, a técnica do choro deveria ser aplicada e o problema estaria encerrado dentro de alguns dias. Mas é sempre mais fácil oferecer a chupeta, principalmente sabendo que alterações pequenas desse tipo duram pouco. Não é preciso criar nossos filhos exatamente como está nos livros. Se os pais e os filhos estiverem razoavelmente descansados, felizes e em paz, então está tudo bem. Não é preciso se preocupar com pequenas concessões.

*"Usei sua técnica, com êxito, no meio da noite, mas o que devo fazer quando ele acorda às 5h30 da madrugada?"*

Esta é uma pergunta comum, difícil de responder. Se você for rígido a essa hora, e utilizar a técnica de controle do choro, quando ele cair no sono já estará na hora de você levantar, o que não terá sentido. Uma solução poderá ser retardar a hora de dormir, ou cortar o sono da tarde. Geralmente, é melhor aceitar começar o dia mais cedo e levantar junto com a criança.

Problemas relativos a sono podem afetar a família inteira e, às vezes, até a vizinhança. Pergunte-se sempre: "Será que este problema de sono vale o esforço da mudança?" Lembre-se de que muitos problemas se resolvem com o tempo.

## Capítulo 10

# ALIMENTAÇÃO

**NESTE CAPÍTULO**

- O que é uma dieta balanceada? ▪ Ele não come vegetais ▪ Alimente, não lute ▪ Asfixia com comida ▪ Tornando a comida divertida ▪ Criança que só quer líquidos e papinha de bebê ▪ Qual é a quantidade suficiente de alimento? ▪ Considere o ponto de vista da criança

A alimentação é o combustível que fornece energia para nossas crianças. Faz com que elas cresçam fortes, Tenham prazer e dá a elas muitas oportunidades de enlouquecer os pais. Podemos escolher a dieta mais saudável, colocá-la no prato, até mesmo conseguir enfiá-la na boquinha delas, mas se elas não quiserem comer, não adianta.

Os pais, devem ter expectativas realistas quanto a dietas e nunca permitir que a hora da refeição se transforme numa batalha. Devem, também, dar bons exemplos e a melhor hora para começar é no princípio da infância dos filhos, porque é quando se tem completo controle sobre o uso de uma determinada dieta.

## O QUE É UMA DIETA BALANCEADA?

Adultos e crianças pequenas necessitam de seis tipos de nutrientes para sobreviver: proteína, carboidrato, gorduras, vitaminas, minerais e água.

**Proteína:** está presente na carne, nos ovos, no queijo; em menor quantidade, é encontrada em feijões, nozes etc.

**Carboidrato:** aparece em forma simples, como glicose, sacarose (que vem da cana-de-açúcar) ou em forma mais complexa, como os amidos nos cereais, pão, massas, vegetais, frutas, nozes, etc. Os açúcares simples são fáceis de comer e freqüentemente aparecem associados a gorduras, numa combinação irresistível quanto ao sabor, o que facilita sua ingestão em grande quantidade. Os carboidratos complexos têm muito mais massa do que os açúcares simples, significando que não são tão fáceis de serem ingeridos em quantidade, como os açúcares, causando aumento de peso. Os carboidratos complexos, a alimentação preferida dos atletas, hoje em dia são considerados também como os nutrientes adequados para todos nós.

**Gorduras:** estão presentes na carne, óleos de cozinha, leite, manteiga, queijo, nozes etc. Há dois tipos de gorduras: as saturadas, na maioria encontradas em produtos de origem animal, e as não-saturadas, em geral de origem vegetal. As gorduras são uma importante fonte de energia, produzindo o dobro de energia em relação à mesma quantidade de açúcar, e o dobro do peso em nossos corpos. Enquanto dietas com redução de gorduras são importantes para adultos e crianças mais velhas, as crianças pequenas queimam tanta energia com suas atividades e com o crescimento que uma quantidade razoável de gordura não parece criar problemas.

**Vitaminas:** são requeridas em pequenas quantidades, se queremos permanecer saudáveis. Dobrar ou triplicar as quantidades não vai nos fazer duas ou três vezes mais saudáveis; na verdade, isso não adianta nada. Há várias vitaminas, como a vitamina C, encontrada em frutas e sucos, e a vitamina D, que está presente nos ovos e na manteiga, e também é produzida pela ação do sol sobre nossa pele. Existe muita propaganda enganosa sobre vitaminas. O fato é que uma criança pequena terá todas as vitaminas de que necessita se ingerir somente metade de uma dieta recomendada para criancinhas.

**Minerais:** são necessários em pequenas quantidades. Ferro e cálcio são os dois que mais nos preocupam. O ferro é encontrado em grandes quantidades na carne e em quantidade menor nos cereais, pão e em alguns vegetais. As crianças que não ingerirem esses alimentos poderão ter deficiência de ferro. O cálcio está presente, principalmente, nos produtos de laticínios e pode ter baixos índices numa criança que não os consome em nenhuma de suas várias formas.

**Água:** é requerida em grandes quantidades. Tem menos calorias que qualquer refrigerante dietético e seu dentista, não importa que religião tenha, sempre abençoa o uso dela. A maioria da água hoje consumida contém flúor, que é seguro para consumo. Cerca de 90% da população do mundo não têm água tratada disponível para ser consumida.

## ELE NÃO COME VEGETAIS

A ciência nutricional moderna provou algo que todos nós sabíamos: os vegetais são alimentos muito importantes. Contêm não só fibras, carboidratos complexos e vitaminas, mas fatores protetores que previnem doenças crônicas na idade adulta. Infelizmente, os vegetais são a comida menos desejada pelas crianças. E, convenhamos, muitos adultos também não acham graça nenhuma neles.

Quando se trata de vegetais e crianças pequenas, a história é bem simples. Experimente introduzir pequenas quantidades, gostos diversos e muita variedade, nos primeiros dias. Se seu filhinho gosta deles, ótimo, se não gosta, não o force a comê-los.

Torne a experimentar toda a variedade de vegetais e feijões. Se não der certo, não se preocupe, as frutas e os sucos de frutas podem substituir os vegetais. Mas lembre-se, continue a oferecer pequenas quantidades de vegetais, sem forçar. As pesquisas demonstram que persistência, sem pressão, é a chave do sucesso.

## ALIMENTE, NÃO LUTE

Os pais se desgastam muito tentando forçar crianças teimosas, mas bem nutridas, a comer contra a vontade. Fazer aviõezinhos e outros malabarismos são uma completa perda de tempo. As crianças pequenas têm seus próprios gostos e não adianta transformar a mesa de refeições em um campo de batalha. O que realmente resolve é encorajá-las, mas com gentileza.

## PLANO DE 10 PASSOS PARA REFEIÇÕES SEM PROBLEMAS

**1.** Evite refeições desorganizadas e barulhentas. A criança deve sentar-se e comer com o resto da família, porém, se isso for impraticável, um dos pais deve sentar-se perto da criança e alimentá-la antes da refeição familiar.

**2.** Apesar de ser ideal que a criança pequena receba uma variedade de alimentos bem balanceados, se ela não gosta da variedade, uma dieta repetitiva, mas nutritiva, é perfeitamente aceitável. Afinal, ela é que tem de comer, não você.

**3.** Os hábitos alimentares dos adultos devem ser encorajados, mas não é um desastre se uma criança decide voltar a comer o caldinho de feijão depois de ter devorado a gelatina.

**4.** Prepare refeições simples, porque é difícil ficar calma quando seu filhinho genioso recusa um prato que levou horas para ser preparado.

**5.** Encoraje a criança a comer, mas NUNCA force.

**6.** Quando fica óbvio que a criança não vai comer mais, limpe suas mãos e rosto, e permita que ela saia da mesa. Se isto acontecer em cinco minutos ou em meia hora, não faz a menor diferença. Se ela estiver brincando com a comida, deixe-a brincar um pouco, mas sem platéia.

**7.** Não demonstre raiva se ela não comer. Ponha o prato intocado na geladeira, para ser reutilizado mais tarde, quando ela pedir.

**8.** É direito da criança comer ou não comer a comida que lhe agrada. Os pais também têm o direito de lutar com ela, se é o que desejam, mas deveriam ter o bom senso de evitar batalhas sobre comida. Se uma criança recusa a refeição, não deve ser permitido que ela imediatamente recorra ao leite, à batata frita e a qualquer guloseima.

**9.** Não crie caso se as crianças preferem pegar a comida com as mãos em vez de usar colheres ou outro talher. As mãos são fáceis de usar e fáceis de limpar.

**10.** Nunca deixe as crianças comerem correndo pela casa. Faça com que se habituem a sentar. Engasgar com comida é um problema sério.

## ASFIXIA COM COMIDA

Crianças pequenas não possuem os dentes de trás, necessários para mastigar e triturar pedaços de comida adequadamente; são dentes que talvez ainda não estejam completamente desenvolvidos até os 4 anos de idade. Elas estão apenas começando a aprender a comer alimentos sólidos.

Se a comida for ingerida em pedaços grandes, fica mais fácil engasgar, bloqueando-se a entrada de ar. Se "descer pelo lugar errado", poderá causar asfixia.

A asfixia poderá ocorrer se as crianças correrem, brincarem, rirem ou chorarem, enquanto estiverem comendo.

### COMIDA

Como tornar a alimentação menos perigosa:

- Não dê para a criança nada que possa partir-se em pedaços grandes.
- Evite dar pedaços de cenoura crua, maçã e outras frutas e legumes mais duros; é melhor que sejam triturados, cozidos ou amassados.
- Salsichas e outras carnes devem ser cortadas em pedaços pequenos. Toda pele deve ser removida.
- Não dê pipoca, nozes, balas duras ou outros alimentos e guloseimas similares a crianças pequenas.

Na hora de comer:

- Fique sempre perto das crianças pequenas e supervisione tudo enquanto elas comem.
- Certifique-se de que elas estejam calmamente sentadas enquanto comem.
- Nunca force uma criança a comer: engolir à força pode causar asfixia.

O que fazer se uma criança se asfixia com comida:

Se a criança estiver respirando, tossindo ou chorando, talvez ela mesma consiga expelir a comida, tossindo:

- Não tente ajudar batendo nas costas da criança, porque a comida poderá ser deslocada para uma posição mais perigosa e impedir a criança de respirar.
- Fique junto da criança e observe se a respiração melhora.
- Se a criança não estiver respirando com facilidade dentro de poucos minutos, procure socorro médico.

Se a criança não estiver respirando:

- Tente fazer com que o pedaço de comida seja expelido, dobrando o corpo da criança, de modo que a cabeça fique mais baixa que o peito dela.
- Dê quatro tapinhas nas costas da criança, entre os omoplatas. Isso provavelmente ajudará a expelir a comida.
- Veja de novo se há sinais de respiração.
- Se a criança não estiver respirando, não perca tempo, chame o pronto-socorro e peça orientação, até que o atendimento seja feito.

## TORNANDO A COMIDA DIVERTIDA

Quando está preparando comida sofisticada para adultos, um chefe de cozinha capricha não só no gosto, mas também na apresentação. O mesmo se aplica quando se quer alimentar crianças pequenas.

Para começar, as porções não devem ser grandes. Várias guarnições podem ser usadas, como quadrados de queijo, passas e pedaços de frutas cortados de formas diferentes. Varie a textura e a cor dos alimentos, sempre que possível, e faça a comida parecer atraente. O pão pode ser cortado em triângulos e os biscoitos feitos em casa poderão ter formas de animais.

Se os problemas com alimentação continuarem, varie o ambiente. Maravilhas podem ser alcançadas quando os menininhos e menininhas teimosos são levados para a varanda ou para o jardim, onde poderão tomar leite com um canudinho e comer pequenos sanduíches tirados de uma lancheira.

Acho que devemos libertar-nos de algumas idéias rígidas e fora de moda sobre como alimentar criancinhas. Dentro do razoável, experimente dar a elas o que querem, onde querem e quando estiverem com fome. Vão ter de adquirir os hábitos dos adultos, mais cedo ou mais tarde, mas, no começo, é mais importante que elas aprendam a gostar do processo de alimentação.

## CRIANÇA QUE SÓ QUER LÍQUIDOS E PAPINHA DE BEBÊ

É difícil resolver o problema das crianças pequenas que só querem leite, e recusam qualquer alimento sólido, sem reduzir a quantidade de leite que ingerem. O ideal é substituir a metade por pequenas refeições bem variadas. Assim, geralmente, o problema se resolve; mas, se não funcionar, será necessário reduzir mais ainda a quantidade de leite ingerida. Como em todos os outros procedimentos, os pais não devem fraquejar no meio do processo.

Firmeza também deve ser empregada com criancinhas que ficaram comendo papinhas de bebê, por muito tempo. São crianças que se recusam a mastigar e a menor migalha pode provocar vômito. Porém nada disso acontece, se um pedaço de chocolate for posto na boquinha delas.

Para curar tais crianças, não se esqueça de reduzir à metade a ingestão de leite, para que não funcione como alimento substituto. Depois, gradualmente, vá acrescentando à papinha alimentos em estado semi-sólido, e, à medida que houver aceitação, transforme cada vez mais a papinha de bebê em comida feita em casa. A experiência mostra que, em semanas, consegue-se implantar uma dieta normal.

## QUAL É A QUANTIDADE SUFICIENTE DE ALIMENTO?

As crianças têm necessidades diferentes quanto à ingestão de alimentos. Elas comem como pássaros: algumas são como pardais, outras, como águias. Não existe quantidade certa de alimentação que uma criança deva consumir durante um dia. Ingestão de alimentos e crescimento não são os únicos indicadores de boa saúde, energia é igualmente importante. Se meu carro usasse somente a metade da gasolina recomendada pelo fabricante para andar determinada quantidade de quilômetros, eu não me queixaria. Eu até seria grato por ter uma máquina tão eficiente. Muitas crianças pequenas, cujos pais se queixam de que elas nunca comem nada, na verdade têm uma ingestão de alimentos muito adequada à sua idade.

Se as crianças conseguem fazer três refeições por dia, está ótimo, mas, quando não querem, é melhor providenciar refeições leves e saudáveis do que viver brigando com elas. O tempo e os próprios amiguinhos, com certeza, vão forçar a criança a ter hábitos mais tradicionais; enquanto isso não acontece, seja flexível e use sua imaginação.

Lembre-se: comida não é só nutrição, é também divertimento.

## CONSIDERE O PONTO DE VISTA DA CRIANÇA

É uma ocasião especial e você reservou uma mesa no melhor restaurante da cidade. O prato que você pediu chega à mesa, com aqueles molhos e aquele cheiro delicioso de carne. Sua boca fica cheia d'água.

Aí vem o garçom, olha fixamente nos seus olhos e, com uma voz inflexível, diz: "Só uma coisa, madame. A senhora não vai sair da mesa enquanto não comer tudinho. E mais: não tem sobremesa se o prato não ficar completamente limpo". Você não ficaria chocada?

Um minuto depois, chega o cozinheiro-chefe. Ele pega uma faca e um garfo, corta a carne do seu prato em pedaços pequenos, amassa tudo junto com os vegetais e começa a enfiar a comida na sua boca.

Ponha-se no lugar da criança. Por que ela gostaria mais disso do que você? Pare de criar caso e não brigue por causa de comida.

Capítulo 11

# HÁBITOS DESAGRADÁVEIS

**NESTE CAPÍTULO**

▪ Morder ▪ Dedo no nariz ▪ Bater com a cabeça ▪ Brincar com as partes íntimas ▪ Choro ▪ O fujão ▪ Resistência ao uso do cinto de segurança

Naqueles dias sonhadores, antes de seu filhinho nascer, aposto que você nunca se imaginaria lendo um capítulo como este e reconhecendo aqui as atitudes dele. Agora você já pode concluir que mesmo a criança mais engraçadinha pode ter o pior dos hábitos.

## MORDER

Segundo minha experiência, o hábito de morder enquanto brinca com outras crianças acontece, na maioria, na faixa entre 1 e 2 anos e meio. Não é um ato premeditado, ou de maldade, é só um sintoma de uma idade em que o juízo é pouco. Geralmente o que fica preso entre os dentes é um pedaço de irmão ou irmã, e como é uma coisa de família, fica mais fácil estabelecer a disciplina, já que você é responsável pelo mordedor e pelo mordido.

Mas quando é o filho do vizinho que recebe a mordida, os pais esperam que você tome uma atitude. Se a justiça não for feita, seus amigos e vizinhos poderão proibir os filhos de freqüentarem sua casa e, em muitos casos, cria-se uma rixa entre famílias que pode ser pior que a dos Capuletos e Montéquios.

Como você deve reagir a uma mordida, depende das circunstâncias. Se é só uma mordidinha num momento de excitação, uma repreensão leve basta. Se for repetida com mais intensidade e a repreensão séria for ignorada, então use a técnica de mudar de ambiente. Se falhar, alguns pais acham que um tapinha bem dado funciona, para estabelecer os limites do comportamento desejado.

Quando, num grupo, seu filhinho morde outra criança em público, é diferente. Agora você está à vista das pessoas, sem possibilidade de mudar de ambiente, e se você bater, mesmo de leve, vai ser criticada pela metade da audiência. É

**MESMO AS MELHORES CRIANÇAS PODEM DESENVOLVER ALGUNS HÁBITOS DESAGRADÁVEIS.**

particularmente embaraçoso quando o seu queridinho passa a ser conhecido como "Tubarão", pelas outras mães. O melhor que você tem a fazer é prestar toda a atenção, brigar com firmeza, distraí-lo quando perceber que ele vai atacar. Mas, se a mordida acontecer, ignore o mordedor e dê os melhores brinquedos e toda a atenção para a parte atacada. Pode parecer conversa fiada, mas quando está fora de casa, você não tem muito como agir.

Não se desespere: lembre-se de que esse é um hábito dos primeiros 2 anos e meio, e pode ter a certeza de que ele não vai sair por aí mordendo os outros, quando for adulto.

## DEDO NO NARIZ

Narizes pequenos estão para dedos pequenos como as tocas estão para os coelhinhos. É um lugar confortável para explorar quando não há nada melhor para fazer. A criancinha está vendo televisão, entediada, sua mente vagueia, e lá vai o dedinho para dentro do nariz. Talvez seja um problema ligado à televisão de hoje.

Apesar de a maioria dos dedinhos se enfiar nos narizes em momentos de cansaço ou aborrecimento, ocasionalmente uma criança mais velha, com pais que se atormentam com facilidade, talvez faça a mesma coisa, só para aborrecer. Quando isso acontecer, é melhor ignorar, distraí-la com algo mais útil e, se você decidir enfrentar, seja 100% firme.

Com crianças pequenas, basta distraí-las e manter suas mãozinhas e mentes bem ocupadas.

## BATER COM A CABEÇA

Bater com a cabeça é um hábito que ocorre por mais de uma razão. Em geral, faz parte do acesso de raiva nas criancinhas, entre 1 e 2 anos de idade, apesar de ser também uma forma de brincadeira inocente, naquelas um pouquinho mais velhas.

Acessos de raiva acompanhados de batidas de cabeça na parede, por exemplo, têm pouca duração, porque assim que a criança desenvolve uma quantidade suficiente de juízo, ela vai chegar à conclusão de que causar dor a si mesma é um modo desfavorável de punir os outros. O que você tem a fazer é procurar distraí-la. Se for difícil, deixe que ela continue. Criancinhas podem ter pouco juízo, mas não são burras. Seja qual for a reação que você tiver, geralmente o hábito não dura além dos 2 anos.

Algumas crianças batem a cabeça quando estão aborrecidas ou cansadas. É também a especialidade de crianças ativas, que gostam de mexer e bater levemente a cabeça, particularmente no berço. Isso, às vezes, as ajuda a dormir, como se estivessem contando carneirinhos. Apesar de ser calmante para as crianças, o barulho rítmico que produzem está longe de ser calmante para os adultos. Não há muita coisa a fazer sobre o hábito, a não ser acolchoar os lados do berço para evitar contusões. Essa espécie de batida com a cabeça não é sinal de mau comportamento, mas uma forma de distração inocente que dá tanto prazer quanto chupar o polegar.

## BRINCAR COM AS PARTES ÍNTIMAS

A maior parte das crianças pequenas brinca com a genitália, uma vez ou outra. Elas tocam, esfregam, balançam ou mexem as pernas, pelo prazer que esses movimentos causam. É um comportamento normal e não tem conotações sexuais.

Historicamente, tanto barulho foi feito sobre a masturbação em crianças que até mesmo os pais de mente mais aberta ainda sentem um pouco de preocupação quando vêem seus filhos agindo assim.

Atualmente, os pais são orientados a relaxarem, ignorarem e não se intrometerem. Brincar com a genitália ocorre tanto com meninos como com meninas. Começa no segundo ano de vida, quando uma nova área de descoberta se torna disponível. O tratamento consiste em ignorar completamente esse hábito que, afinal, é completamente inocente.

**A MAIOR PARTE DOS HÁBITOS DESAGRADÁVEIS É INOCENTE E PASSA COM A MATURIDADE.**

É fácil para mim dizer "ignore", mas o que fazer quando seu filho fica de pé, na igreja, com as mãozinhas dentro das calças, ou quando você recebe visitas em casa? É uma atitude mais realista tentar, gentilmente, desviar a atenção e interessar a criança em algo mais sociável. Volto a enfatizar que não há conotação sexual nesse modo de agir e que acontece quase sempre quando as crianças estão cansadas, tensas ou aborrecidas. Ignorar, distrair e mantê-las ativas é a solução, sem que haja humilhação ou castigo.

## CHORO

Chorar é uma das atividades que qualquer criança pode desenvolver, se quiser destruir os pais. Naturalmente, é de se esperar que as crianças chorem quando estão cansadas, doentes ou com dentes nascendo, mas há muitas crianças saudáveis e bem repousadas que continuam a infernizar a vida dos pais.

Existe uma grande variedade de choro. Algumas crianças não choram nunca, outras ligam o choro no volume máximo, e ainda há aquelas que se especializam em parar e recomeçar, prolongando a agonia com tanta perícia como a de qualquer torturador da Inquisição espanhola.

O problema com o choro é que, mesmo sem querer, podemos transformá-lo num comportamento repetido, dependendo da maneira como agimos. É o caso, por exemplo, do menininho de 4 anos de idade, que quer sair para brincar, mas está chovendo. Ele reclama e começa a chorar. Depois de dez minutos de choro, a situação vai ficando penosa demais, e você volta atrás, com o intuito de preservar a própria sanidade. Pronto, você estragou tudo! Abriu um precedente, permitindo que um "Não" definitivo se transformasse em "Sim", porque o choro durou muito tempo. Definitivamente, esse não é um modo adequado de conduzir as coisas. Vejamos algumas sugestões de ajuda:

- Mães hábeis conseguem diminuir bastante o choro e até fazê-lo parar chamando a atenção para alguma coisa que está acontecendo em outro ponto da casa ou começando alguma atividade interessante. É uma estratégia que pode ser eficaz para aquele chorão que não é muito determinado.
- Se distração não funcionar, o melhor é ignorar. Nós, pobres mortais, temos uma habilidade limitada para ignorar o choro, portanto, fingir que estamos ignorando é provavelmente o melhor que vamos conseguir. De qualquer modo, a atitude representa uma mensagem forte para a parte ofensora.
- Quando os pais já não podem mais ignorar a irritação, a situação está insustentável e alguém sabe que vai perder o controle, é a hora de utilizar a técnica de mudar de ambiente.
- Como último recurso, quando a distração e a técnica de mudar de ambiente tiverem falhado, a mãe deve agarrar rapidamente o especialista em choro e sair direto para a rua. Isso geralmente basta para acabar com a cena, mas caso continue, o choro já não parece tão ruim, perto do canto dos pássaros e do motor barulhento dos veículos.

## O FUJÃO

Qualquer um que tenha lido um pouco de psicologia infantil vai saber que as crianças pequenas têm horror a se separar dos pais. Uma pequena percentagem, porém, parece ignorar esse fato, e são crianças que estão sempre fugindo e se perdendo. Os fujões são um verdadeiro tormento para os pais, que são forçados a participar de perseguições em alta velocidade rua abaixo, ou buscas no supermercado, com a espera interminável pela voz no alto-falante, informando que o fujão foi capturado e está à espera do pai ou da mãe. Se seu filho é um fujão, certifique-se de que ele esteja usando um crachá, igual ao que se usa para viajar.

Felizmente, a maioria dos fujões desenvolve juízo suficiente para parar com esse hábito em alguns meses, mas alguns podem demorar anos para libertar-se dele. Só posso sugerir que os pais fiquem vigilantes o tempo todo, enquanto for possível.

Portanto, em conclusão, mesmo a criança mais doce pode desenvolver hábitos desagradáveis. A maioria dos problemas é inocente e vai passar, com a maturidade. Enquanto você espera que isso aconteça, concentre-se na luz no fim do túnel e caminhe calmamente naquela direção.

## RESISTÊNCIA AO USO DO CINTO DE SEGURANÇA

Os especialistas dizem que, quando vamos sair de carro, devemos colocar a criança no banco de trás e só devemos pôr o carro em movimento quando o cinto de segurança estiver colocado. Mas há crianças que se recusam a ficar no assento especial ou colocar o cinto de segurança.

Se seu filho não fica sentado, vá para o acostamento e não saia até que ele esteja sentado corretamente e com o cinto afivelado. Olhe-o nos olhos e diga com firmeza: "Este carro só vai andar quando você estiver com o cinto colocado como deve". Se acontecer de novo, dê outro aviso. Depois de várias admoestações, você ficará sem opções.

Uma criança solta dentro do carro é muito perigoso. Se houver um acidente, ela pode até morrer. Se a polícia parar seu carro, a multa vai ser pesada. O guarda não vai ficar impressionado se você disser: "Não consigo fazer meu filho de 2 anos de idade ficar quieto, sentado, com o cinto".

Não gosto de bater em crianças, mas essa é a hora de um tapinha bem dado. Dê um aviso claro: "Se você tirar o cinto mais uma vez, você vai apanhar". Seja firme, não se sinta culpado e vá em frente.

Capítulo 12

# MEDOS, CONSOLOS E TENSÃO FAMILIAR

**NESTE CAPÍTULO**

▪ Diferentes medos para idades diferentes ▪ Separação ▪ Consolos e cobertores de estimação ▪ Tensão em família ▪ Crianças estressadas pela tensão

Por mais tolos que os medos da criança pareçam aos adultos, eles são muito reais para a criança e não devem ser minimizados ou ridicularizados. O melhor método de tratá-los é através de bons exemplos por parte dos pais, bastante apoio e consolo e, então, tentar uma gradual dessensibilização. Em geral, não há razão para excessivas preocupações, já que muitos medos, nessa fase, são problemas temporários que evaporam com o passar do tempo.

## DIFERENTES MEDOS PARA IDADES DIFERENTES

É normal que as crianças tenham diferentes medos conforme a idade. Logo que nascem, os bebês são relativamente imunes a medos. Eles somente demonstram se assustar com movimentos bruscos e barulho.

**Do nascimento aos 6 meses:** há pouca mudança, mas, próximo do sétimo mês, o bebê repentinamente se torna inseparável da pessoa que cuida dele, geralmente a mãe.

**Com 1 ano de idade:** a separação é um grande problema. A criança pode também estranhar barulhos altos, como campainhas das portas, aspiradores de pó e trituradores de alimentos. Pessoas estranhas, objetos estranhos e movimentos bruscos são, do mesmo modo, causa de aflição.

**Aos 2 anos:** o medo da separação ainda existe, porém vai diminuindo. Barulhos estridentes causam grandes sustos, como a sirene de uma ambulância ou o latido violento de cachorros.

**Entre 2 e 4 anos:** começam a surgir novos tipos de medos, como o de animais e do escuro, principalmente. O medo de animais atinge o máximo aos 3 anos; o do escuro em geral chega ao máximo perto do quinto aniversário.

Todas as crianças têm um imenso medo em comum: de serem separadas dos pais.

## SEPARAÇÃO

O medo da separação é comum a todas as crianças, desde os 7 meses até a idade da pré-escola. É mais intenso nos primeiros anos, e seu declínio varia muito de criança para criança e de família para família.

No início, a criança estranha ao ser cuidada por outra pessoa que não seja a mãe, mas isso vai se atenuando e os outros membros da família ou amigos já vão podendo cuidar dela, se necessário. Quando está brincando, nunca se separa da mãe e, se está fora de casa ou em outro cômodo, a criança vai sempre dar uma olhadela para se assegurar da presença dela.

Quase todos os pais precisam deixar a criança com alguém, de vez em quando. A melhor babá, nesses casos, seria um dos avós, um parente, ou amigo próximo. Deixar a criança com pessoas estranhas poderá ser difícil a princípio, com aquela profusão de lágrimas no momento da saída dos pais. Convém dar um telefonema rápido, no período de ausência, para ter certeza de que tudo vai bem. A criança deve ter à mão seus brinquedos favoritos e o que for necessário para sua segurança, e nunca deve ser deixada em meio a muita agitação, ou entregue à babá com excessiva pressa.

## CONSOLOS E COBERTORES DE ESTIMAÇÃO

As crianças não são as únicas que gostam de consolo. Os adultos também gostam. As crianças pequenas encontram consolo, em geral, no dedo polegar, em ursinhos de pelúcia, chupetas e cobertores de estimação. Não há nada de mau nisto, desde que o hábito não dure demais.

## CHUPAR O DEDO

A crianças chupam o dedo quando estão cansadas, aborrecidas, assustadas ou tensas. É também uma boa maneira de induzir o sono. Quando existe tensão, particularmente na época de chegada de um bebê, muitas crianças retomam o antigo hábito. Pelos 3 anos e meio, a maioria das crianças tira o dedo da boca, apesar de haver estudos que comprovam que cerca de 2% delas ainda mantêm o hábito até a adolescência.

A única preocupação quanto a chupar o dedo é que isso pode causar modificação na arcada dentária, fazendo os dentes ficarem salientes. Certamente, antes dos 6 anos, chupar o dedo não vai alterar os dentes permanentes. Porém, depois dessa idade, bastam alguns minutos de dedo na boca, na hora de dormir, para causar o problema.

Acho que, antes dos 4 anos, o fato de chupar o dedo deve ser completamente ignorado. Depois disso, as mãos devem ser distraídas com outras atividades e os corpos ocupados em algo mais produtivo. Você pode recompensá-las pelo "comportamento de gente grande", mas nunca transforme o fato numa briga: a criança vai querer continuar, só para criar caso.

## CHUPETAS

Muitos médicos as detestam, mas ninguém encontrou qualquer evidência de que elas possam de fato causar algum mal. Argumenta-se que são anti-higiênicas, mas os dez dedinhos também são sujos e vão ser enfiados na boca se a chupeta não estiver à disposição. Muitos pais decididos a nunca permitir o uso desses objetos calmantes acabam recuando quando confrontados com uma criança que se mostra extremamente irritada e difícil. Se a chupeta pode ajudar nesses casos, então, ótimo!

Apesar de não gostar de chupetas, eu sempre asseguro aos pais que elas não causam nenhum mal. No entanto, na hora certa, preferentemente antes dos 2 anos e meio, tire as chupetas. Algum dia vai ter de acontecer. É melhor ter coragem, jogá-las fora e enfrentar as conseqüências. Quem não conseguir desvencilhar-se delas de uma só vez, poderá tentar fazê-lo gradualmente, perdendo-as ou, acidentalmente, estragando-as. Depois dos 3 anos e meio, a criança pode ser convencida com mais facilidade a largar a chupeta, às vezes após muita barganha.

## URSINHOS, OBJETOS DE ESTIMAÇÃO E COBERTORES DE SEGURANÇA

A maioria das crianças pequenas tem algum objeto que elas procuram e acariciam quando estão cansadas ou aborrecidas. Pode ser a reprodução de um animal exótico, o ursinho velho que era da mamãe, um cobertorzinho macio ou mesmo um pedaço de pano já em farrapos. Não importa o seu valor material, porque, aos olhos da criança, é inestimável. São conhecidos como "objetos de transição". Transmitem segurança, continuidade e consolo à criança, quando o ambiente e as pessoas estão em processo de mudança.

Objetos de consolo e transição são normais, naturais e saudáveis, porque proporcionam a sensação de segurança. Uma criança armada de seu cobertorzinho ou pedaço de pano favorito enfrenta qualquer façanha que nunca conseguiria, se estivesse sozinha.

## ETIQUETAS E TOQUES ESPECIAIS

Os pais podem gastar um dinheirão comprando o brinquedo mais sensacional, mas, às vezes, o que interessa ao seu filhinho é a etiqueta do brinquedo. Algumas crianças enrolam a etiqueta no dedo até caírem no sono, enquanto outras gostam de esfregar a tirinha de seda contra a pele. O máximo da sensação agradável é segurar o ursinho, chupar a mamadeira e torcer a etiqueta, tudo junto. Outras crianças são especialistas em toques especiais: antes de pegarem no sono, elas pegam o cabelo da mãe, ou acariciam sua pele, ritmicamente.

## TENSÃO EM FAMÍLIA

A cada ano, milhares de crianças testemunham o rompimento da relação dos pais, mas isto é somente parte do problema. Muitas continuam a viver infelizes com pais que estão fisicamente juntos, porém emocionalmente separados.

Não são só os alcoólatras, os psicopatas e os violentos que preocupam os filhos: são também milhares e milhares de pais normais que brigam, discutem, alimentam o ódio, aumentam a importância de pequenos incidentes, infernizando a vida dos filhos, fazendo pouco ou nenhum esforço para que seus lares sejam lugares de felicidade e de paz.

## CRIANÇAS ESTRESSADAS PELA TENSÃO

Não se engane: você nunca poderá esconder dos filhos a tensão e a infelicidade do ambiente. Você poderá fechar as portas para disfarçar as brigas e as discórdias, mas a sensação que fica vai se espalhar por toda a casa. Quer queiramos ou não, os problemas dos adultos logo se tornam problemas dos filhos.

A tensão deixa os pais irritados e irracionais. As crianças, quando sentem esses sinais, podem ficar inseguras, exigentes e difíceis. Tudo isso seria desnecessário se nós pudéssemos agir mais como adultos e ser menos egoístas, pensando em nossos filhos.

Resolver as disputas de maneira amigável pode parecer difícil para nossa raiva de adultos, mas é uma atitude importante para o bem-estar das crianças. Se os pais têm o direito de brigar, os filhos têm o direito de ser preservados do trauma.

## ROMPIMENTOS: PROTEGENDO AS CRIANÇAS

Não é o rompimento de um casamento que causa o estrago. O que afeta nossos filhos é o agravamento da situação e a hostilidade. Felizmente, acordos amigáveis entre pais divorciados não só são possíveis como também são muito comuns. Tenha sempre em mente:

- A maior prioridade é o bem-estar emocional dos filhos.
- Nunca subestime o efeito do estresse e da hostilidade sobre as crianças. Os pais podem sentir-se zangados, mas é problema deles, não dos filhos.
- Você não pode deixar de separar-se, mas pode procurar fazê-lo de maneira amigável.
- As crianças precisam do mínimo de mudança possível.
- As crianças demonstram que estão preocupadas apegando-se aos pais, tornando-se dissimuladas ou arredias.
- As crianças têm o direito de saber o que está acontecendo, de um modo adequado à idade delas.
- Não jogue as crianças nas batalhas dos adultos. Elas não sabem distinguir o que é certo do que é errado; tudo o que sabem é que ficam feridas.
- As crianças precisam saber que ambos os pais vão continuar a cuidar delas. Elas devem saber onde vão morar e onde o outro vai morar, seja o pai ou a mãe. E quando vão poder se ver.
- Mantenha-as perto dos avós ou de qualquer outro membro da família que verdadeiramente queira dar apoio.
- Você poderá divorciar-se de seu companheiro, mas seu filho não quer divorciar-se dos avós. Com o rompimento do casamento, as crianças precisam da segurança oferecida pelos avós.
- O acesso ao outro companheiro, seja o pai ou a mãe, deve ser encorajado e facilitado. Vai depender dos pais se será um encontro agradável ou um período de tensão.
- Não espione nem fale mal do ex-cônjuge.
- Enquanto a criança estiver sob a responsabilidade do ex-companheiro, seja o pai ou a mãe, ele decide o que devem fazer juntos e com quem. Você não poderá evitar que seu filho seja cuidado por um parceiro ou parceira nova.

Capítulo 13

# RIVALIDADE ENTRE IRMÃOS

## NESTE CAPÍTULO

- Igualdade autêntica ▪ Brigas ▪ A criança pequena e o bebê recém-chegado
- Filhos únicos são uma vantagem ou uma desvantagem?

Pais com um só filho raramente têm a noção de quanto sua vida vai mudar quando tiverem dois. Dois filhos podem ser os melhores amigos, mas também podem ser os maiores rivais. Muitas crianças se comportam bem quando estão sozinhas e são umas pestes, quando começam a competir uma com o outra.

As crianças pequenas se ressentem de não serem capazes de fazer as coisas tão bem quanto os irmãos mais velhos. Acham que os outros têm privilégios que elas não têm. Competem por atenção e contestam quando acham que conseguiram menos, quer se trate de amor ou de um pedaço de pudim. Os menores debocham dos mais velhos, e os mais velhos debocham dos menores.

É isso que chamamos de rivalidade entre irmãos, e quase sempre está por trás das demonstrações de mau comportamento. Foi somente quando nós, minha mulher e eu, tivemos dois filhos que tive a certeza de que sabia muito pouco sobre crianças. Duas criancinhas nunca são difíceis quando estão separadas por uma distância de, pelo menos, um quilômetro; é quando se juntam que elas começam a mostrar suas diferenças.

O gênio criativo dessas criaturinhas é sempre espantoso. Uma dupla de crianças pequenas consegue inventar travessuras que vão muito além da imaginação de um adulto ou de uma criança sozinha.

O modo como a rivalidade entre irmãos se apresenta depende muito da idade da criança. Os muito novinhos são hábeis em proteger seus territórios de intrometidos. Aqueles um pouco mais velhos têm um estilo diferente, mas igualmente difícil: eles brigam. Os pequenininhos comportam-se mal quando seus brinquedos são tocados por irmãos, irmãs ou

**TODOS OS FILHOTES DE ANIMAIS GOSTAM DE BRIGAR E DE LUTAR. É ASSIM QUE DESENVOLVEM OS REFLEXOS CORPORAIS E OS MÚSCULOS, MAS, EM COMPENSAÇÃO, DEIXAM OS PAIS LOUCOS.**

visitas, além de odiarem quem monopolizar a atenção da mãe. Os outros, um pouco maiores, discutem, atormentam e se queixam de desigualdade de tratamento. É uma idade estranha, em que as criancinhas conseguem ficar separadas umas das outras, porém, quando estão juntas, mostram seu afeto de um modo muito esquisito.

## IGUALDADE AUTÊNTICA

Todos nós sabemos que nossos filhos devem ser tratados com igualdade quanto a amor, limites e disciplina. Sabemos também que conseguir isso é freqüentemente impossível, com a realidade que vivemos em nossas casas. A disciplina e as expectativas podem ser iguais, mas as crianças que tentamos disciplinar não são.

Mesmo se tivemos ideais exagerados no princípio, aprendemos que tempo e atenção não podem ser divididos igualmente, embora nosso amor possa ser transmitido com completa igualdade.

Tente, com todas as forças, ser justo, porém quando isto se torna impossível com duas crianças de temperamentos completamente diferentes, é necessário abaixar o nível das expectativas, sentar ao redor da mesa de negociações e não forçar debates indesejáveis.

## BRIGAS

Brigas entre os filhos pequenos é uma das partes mais irritantes da vida familiar, mas, também, uma das mais comuns. Através dos anos, venho conversando com os pais, tentando encontrar métodos seguros de se conseguir e manter a paz, mas, até hoje, eles continuam indefinidos. No entanto, tenho algumas sugestões que podem ajudar a garantir uma espécie de trégua:

- Finja-se de surdo e procure não ver a maior quantidade de brigas que puder.

- Quando a briga começar, tente distraí-los com algo mais inocente e interessante.
- Coloque as crianças que estão brigando em outro quarto ou expulse-as para o jardim. Elas podem lutar, mas não terão platéia.
- Seria necessário uma equipe de detetives para descobrir quem começou a briga. Não perca tempo. Em geral, aquele que protesta mais alto é o culpado.
- Não corra ao primeiro resmungo, como se fosse membro das forças de paz das Nações Unidas. As crianças precisam encontrar o próprio equilíbrio.
- É diferente quando uma criança está sendo continuamente atacada, de maneira desleal. Neste caso, uma ação firme se faz necessária.
- Quando tiver de intervir, faça-o de modo decisivo, sem discussão e com 100% de firmeza.
- Quando todo o resto falhar, separe os brigões com a técnica de mudança de ambiente, em cômodos separados.

O principal erro que cometemos é nos envolvermos nas brigas dos filhos. Se, assim que começam, você invade a área como o exército, com granadas e outros armamentos, eles vão acabar brigando só para ver você entrar em ação.

Poucas lutas acontecem quando não há público. Se não há uma platéia interessada, a maioria das lutas perde o interesse. Quando nossos filhos estão lutando, o melhor a fazer é sair de perto do ringue, ou mudar o ringue de lugar, para bem longe.

Se, eventualmente, você for obrigado a se envolver, faça-o adequadamente. Não comece um interrogatório sobre quem deu "o primeiro tiro", já que, no auge de qualquer conflito, o que interessa é estabelecer a paz e, não, a recriminação.

Não entre na briga você também. Chegue perto, avalie o que está acontecendo, diga "Chega!" e não deixe qualquer dúvida de que não vai tomar partido nem tolerar mais nada. Se isso falhar, afaste os guerreiros e mantenha, por algum tempo, cada um em seu quarto.

## A CRIANÇA PEQUENA E O BEBÊ RECÉM-CHEGADO

Em geral, há uma distância de 1 e meio a 2 anos e meio entre o primeiro e o segundo filho. Esse espaçamento significa que um inocente bebê vai cair na cabeça de uma criancinha egoísta, no auge de sua militância.

Do ponto de vista da criança de 2 anos de idade, ela é a pessoa mais importante da redondeza. Gosta de ter a atenção do papai e da mamãe inteirinha só para ela. Não compreende o significado da palavra dividir e ninguém pediu a permissão dela para trazer aquela coisinha para dentro de casa.

Algumas crianças parecem regredir quando o bebê chega em casa: começam, elas mesmas, a se comportar como bebês. Querem mamadeira, querem o peito da mamãe e até podem começar a balbuciar como bebês. Crianças que já tinham aprendido a usar o banheiro podem começar a fazer xixi na roupa, outra vez. Não é nada sério ou digno de preocupação; vai durar um pouco, depois passa.

Entretanto, devemos ser cautelosos. Com a chegada do novo bebê, a criancinha descobre o quanto a mamãe ficou sensível e protetora. Por alguma razão, ela não aceita que um menino de 2 anos de idade, desmazelado e causador de acidentes, tenha a permissão de manusear aquela peça recém-nascida de perfeição, feita por ela.

Quando a vida começa a ficar aborrecida, o que resta à criancinha é dar alguns passos e cutucar o bebê. O resultado é dramático, mas pode piorar se ela pula sobre o bebê ou tenta levantar o carrinho, derrubando o bebê.

É importante proteger, mas não superproteger. Se a criança pequena é repreendida por chegar perto do bebê, que recebe todo o

**TENHO A CERTEZA DE QUE OS BEBÊS E SEUS IRMÃOZINHOS E IRMÃZINHAS VÃO FICAR BEM, JUNTOS, SE OS PAIS FIZEREM AS APRESENTAÇÕES DE MANEIRA ADEQUADA.**

carinho e atenção, este é o caminho mais seguro para se lançarem as sementes de uma rivalidade doentia entre irmãos.

Dentro de certos limites, deve ser permitido à criança brincar com o recém-chegado e empurrar o carrinho um pouco, desde que não haja perigo. Enquanto isto acontece, os pais devem agir de maneira descontraída, ficando a uma certa distância, fora dos olhares da criança, mas perto o bastante para garantir que o bebê não sofra nenhum mal.

## FAZENDO AS APRESENTAÇÕES ADEQUADAMENTE

A vida ficará muito mais fácil se apresentarmos nossos filhinhos aos bebês, cuidadosamente, e dermos atenção a ambos, do modo mais equânime possível. Eis algumas sugestões:

- Ainda no período da gravidez, converse com a criança sobre o novo irmão ou irmã e de como a mamãe vai precisar da ajuda dela, se ela quiser cooperar. Conversem sobre possíveis nomes para o bebê. Refira-se à iminente chegada daquelas fraldas sujas. As crianças entendem muito bem, já que são especialistas nessas funções corporais.
- Visitas à maternidade devem ser um período divertido, com muitos agrados e presentinhos para a criança visitante, para adoçar a ocasião.
- As pessoas que vão visitar o bebê devem primeiro dar atenção à criança. Afinal, as crianças pequenas se acham mesmo o centro das atenções.
- Mesmo se estiver cansada e sentindo-se superprotetora quanto ao recém-nascido, tente demonstrar que distribui atenção em igualdade de condições. Por exemplo, enquanto estiver

dando de mamar ao bebê, use a criança como uma pequena ajudante, converse ou leia uma história para ela.

- É natural que a mãe esteja sensível e preocupada com o bebê, mas isso nunca poderá ser uma barreira entre a criança e o recém-chegado. Se você acaricia e dá atenção ao bebê e deixa de lado a criança, cada vez que estão juntos, é o modo mais certo para criar ressentimento e rivalidade entre eles.
- Se a chegada do bebê for conduzida com tato, a maior parte dos irmãozinhos vai aceitar tudo com facilidade, inicialmente; porém, perto dos 6 meses, pode haver um retrocesso. No princípio, os bebês são como bonequinhos animados, mas, aos 6 meses, quando começam a ficar sentados e a fazer mil gracinhas, eles se tornam uma grande ameaça ao controle do poder.
- Empenhe-se ao máximo para que tanto os recém-nascidos quanto os outros irmãos consigam conviver bem, para seu próprio bem-estar e felicidade.

## FILHOS ÚNICOS SÃO UMA VANTAGEM OU UMA DESVANTAGEM?

Isso depende de como olhamos a questão. Sob alguns aspectos, os filhos únicos são uma vantagem. Eles podem obter toda a atenção dos pais e tendem a ser mais educados.

Por outro lado, eles não têm irmãos para brincar e, em conseqüência, demonstram, freqüentemente, atitudes de adultos. Podem sentir-se deslocados tanto na companhia dos adultos quanto na das crianças, o que tornará mais difícil sua adaptação à pré-escola.

Porém, tudo somado, não considero um grande desastre o filho único. Os pais não devem se preocupar, porque as vantagens e as desvantagens estão bem equilibradas.

Capítulo 14

# PAIS QUE TRABALHAM FORA, ESCOLAS MATERNAIS, CRECHES E PRÉ-ESCOLA

Mães que têm filhos pequenos e trabalham fora são sempre censuradas, mas ninguém até hoje provou que os filhos de bons pais, que trabalham fora, sejam crianças prejudicadas ou se apresentem em desvantagem, de algum modo. Na realidade, não há escolha: se não houver dois salários, não se consegue pagar as contas; portanto, o número de mães que trabalham fora tem aumentado cada vez mais.

Essas mães se sentem particularmente culpadas porque acham que não cuidam suficientemente de seus filhos. No entanto, hoje já se pode concluir que os filhos de mães que trabalham fora não apresentam mais problemas do que aqueles cujas mães ficam só em casa. Um estudo recente avaliou o desenvolvimento da linguagem, o progresso na escola, a auto-estima e os problemas de comportamento deles em comparação com os outros que têm mães que não trabalham fora, e não encontrou diferenças significativas.

**NA AUSTRÁLIA DE HOJE, 51% DAS MÃES COM FILHOS ABAIXO DE 5 ANOS DE IDADE ESTÃO VOLTANDO PARA O TRABALHO REMUNERADO FORA DE CASA.**

Para nós, especialistas, está muito claro que não é o número de horas passadas em casa que faz a diferença, mas:

- a qualidade do tratamento diário dado à criança;
- a qualidade da relação entre pais e filhos;
- o bem-estar emocional da mãe;
- a atenção extra que é dada à criança, quando estão todos juntos.

## ESCOLAS MATERNAIS E CRECHES

Os que vivem cercados pela família são afortunados, sem dúvida. Avó e avô fazem parte das riquezas naturais que são consideradas as mais valiosas e as menos utilizadas para cuidar de crianças. Se essa ajuda não estiver disponível, pode-se recorrer às escolas maternais ou creches, mas, por exemplo, na Austrália, só há metade de estabelecimentos necessários às crianças pequenas, e, mesmo assim, o preço é alto para a maioria dos pais.

Se você optar por uma escola maternal ou por uma creche, tenha sempre o cuidado de acompanhar o trabalho que é feito com seu filho, se é tratado devidamente, se as pessoas encarregadas conversam, ouvem, brincam e agem com gentileza e cuidado. Quando os pais deixam a criança num estabelecimento desses devem falar a ela aonde vão e quando virão buscá-la de volta. Apesar da explicação, a criança pode não compreender e debulhar-se em lágrimas, na hora da despedida. Um número de telefone de contato deve ser deixado para ser utilizado em caso de qualquer dúvida ou fato acorrido, por menor que seja. Isso lhe dará mais tranqüilidade.

Apesar de algumas crianças pequenas se sentirem felizes nesses lugares, outras se sentem profundamente infelizes e nunca se adaptam. Neste último caso, os pais devem se perguntar se a separação é realmente necessária e se não seria mais adequado esperar alguns meses.

## UM BOM ACORDO PARA A CRIANÇA

Pais que trabalham fora devem assegurar-se de que dão a melhor das atenções à criança durante o tempo em que estiverem juntos. Mães cansadas do trabalho, em geral, sentem pouco entusiasmo para lavar, limpar a casa e cozinhar, além de conversar e brincar com uma criança pequena. Mas é preciso compreender que o cuidado que se tem com uma criança durante o dia deve ser acompanhado por um cuidado idêntico à noite e nos fins de semana. Não se deve permitir que fazer compras, cozinhar e limpar a casa consumam todo o tempo da família, ainda que, se bem aproveitadas, sejam atividades que possam ser educativas e divertidas.

Pais que trabalham fora e casa bonita não são uma combinação compatível. Limpeza, higiene e relativa exigência são desejáveis, mas não devem se transformar em obsessão. É difícil se comunicar com uma criança enquanto o aspirador de pó funciona, assim como é impossível uma boa brincadeira divertida pela casa, quando os pais são fanáticos por arrumação, e não permitem que se tire nem uma almofada do lugar.

## UM BOM ACORDO PARA MÃES QUE TRABALHAM FORA

Espera-se que a mãe que trabalha fora tenha dois empregos de tempo integral, embora receba pagamento ou agradecimentos por apenas um deles. Parece justo que, se todas as crianças são planejadas e concebidas em conjunto por pai e mãe, também o cuidado com elas continue conjunto. Nesta época de variados métodos contraceptivos e de crescente necessidade de as mães trabalharem fora, as conversas sobre distribuição do trabalho em casa e do cuidado das crianças devem acontecer antes e, não, depois da gravidez.

Quando dois pais cansados e uma criança excitada se encontram em casa, toda noite, deve haver uma divisão justa de trabalho, incluindo-se o cuidado da criança. Nos fins de semana, um dos pais pode fazer as compras, limpar ou levar o filho à piscina ou ao parque, enquanto o outro passa a roupa e prepara a casa para a semana que vai começar. Se os

**ACHO QUE A PRÉ-ESCOLA PROVÊ UMA DAS MELHORES TERAPIAS DE FALA DISPONÍVEIS À CRIANÇA PEQUENA.**

homens podem ter uma noite de folga com os filhos ou ir ao treino de futebol, às mães deve ser dada a mesma oportunidade.

Uma grande quantidade de mães com crianças pequenas está voltando para casa sem encontrar nenhuma ajuda, e o resultado é que um número cada vez maior delas está mergulhando no estresse.

## PRÉ-ESCOLA

A pré-escola é o período que vai dos 3 anos de idade da criança até o primeiro grau. É um tempo em que a criança se diverte e desenvolve várias habilidades necessárias para a vida e para a escola. É ainda uma oportunidade de a criança conseguir se separar, aos poucos, dos pais.

A melhor maneira de descrever as atividades da pré-escola é "aprendendo a aprender". Nela, a criança aprende habilidades básicas e necessárias para enfrentar os outros graus de ensino: repartir, sentar, ficar quieta, escutar e concentrar-se numa determinada tarefa. Muitas crianças acham isso extremamente difícil no princípio, mas a especialização e a habilidade dos professores saberão despertar o interesse da criança e encorajá-la, por exemplo, a sentar e terminar uma tarefa trazendo um pouco de organização e uma disciplina leve à vida infantil.

A professora habilidosa trabalha com a curiosidade natural da criança, para desenvolver o entusiasmo para aprender e o interesse pelo conhecimento, assim como encoraja a criança, duplamente, a fazer amigos e a ser amiga. Também a fala se acelera na pré-escola, sob a influência de todas aquelas criancinhas conversando umas com as outras.

Não é só a criança que se beneficia com a pré-escola. Se houver uma criança mais nova na família, ela agora poderá receber cuidados individuais, sem que haja a competição sempre presente da mais velha.

### SUGESTÕES PARA QUANDO SEU FILHO COMEÇAR A PRÉ-ESCOLA

Em geral, entre os 3 e os 4 anos, nossas criancinhas estarão prontas para a pré-escola. Por ser tão cedo, haverá sempre uma grande variação na habilidade de se separarem dos pais. Aqui estão algumas dicas para ajudar você e seu filho a atravessarem as primeiras semanas:

- Meses antes, converse sobre a pré-escola, faça uma visita à escola, passe por perto, prepare mentalmente o terreno.
- Faça com que ele se acostume com a lancheira, com a roupa a ser usada, com o material escolar etc.
- Saiba escolher bem as roupas, porque haverá freqüentes urgências quanto ao uso do banheiro.
- O lanche deverá ser simples, nutritivo e fácil de comer.
- O lanche deverá estar colocado numa lancheira fácil de abrir, com o nome da criança escrito com clareza.
- Você não deve oferecer compensações, por sentir culpa em deixá-lo na escola, através de brinquedos caros e inadequados.
- No primeiro dia, saia na hora, não se atrase e procure não transmitir sua preocupação à criança.
- Não se esqueça de colocar um par de calças de reserva na bolsa da criança, porque, com certeza, vai haver calcinhas molhadas.
- Não tenha pressa de ir embora, no primeiro dia. Sente-se e brinque, dando tempo para a adaptação.
- Quando for a hora de sair, faça-o decisivamente.
- Se você estiver preocupado com seu filho, durante o dia, telefone e peça notícias.

## QUANDO RECEBER O DIPLOMA DA PRÉ-ESCOLA

A vida é vivida com tanta pressa que não sobra tempo para saborear o presente. Desde o momento do nascimento, alguns pais

**ACHO QUE A PRÉ-ESCOLA PROVÊ UMA DAS MELHORES TERAPIAS DE FALA DISPONÍVEIS À CRIANÇA PEQUENA.**

empurram os filhos em direção à independência. Se a legislação permitisse, por exemplo, que as crianças começassem o ensino regular aos 4 anos e 7 meses, seria exatamente a idade em que esses pais iriam fazê-las começar.

Mas não existe necessidade de tanta pressa: a escola, em geral, não é obrigatória até os 6 anos de idade. É preciso enfatizar: Crianças variam muito quanto à maturidade social e emocional. Algumas estão prontas para começar bem cedo, outras necessitam de mais uns meses para desenvolver-se. Se seu filho está qualificado para começar a escola mais jovem, observe, com cuidado, se ele está pronto socialmente. Converse sobre isso com a professora da pré-escola. Ela sabe como seu filho se compara com os outros que estão se preparando para a escola. Se a professora disser "não", acredite nela.

Muitos pais não têm escolha, porque, para eles, a escola representa a única forma possível de cuidado a que podem recorrer. Mas se você se preocupa e as finanças permitem, deixe seus filhos mais um pouco na pré-escola. Um começo tardio nunca causa malefícios, ao passo que começar cedo demais pode causar problemas definitivos.

Capítulo 15

# DOENÇAS

## NESTE CAPÍTULO

▪ Gripe ▪ Amígdalas ▪ Crupe ▪ Asma ▪ Problemas no ouvido ▪ Vômito e diarréia ▪ Febres ▪ Infecção meningocócica

Raro é o dia em que a criança pequena não sente alguma coisa diferente: dor de garganta ou dor de ouvido, por infecção, ou mesmo um resfriado comum. Como parte do processo de crescimento, a criança passa por uma série de doenças, todas elas comuns e, na maioria dos casos, nada que inspire muita preocupação. Este capítulo vai esclarecer alguns aspectos aos pais, mas, se ainda assim você estiver preocupado, leve seu filho ao médico.

## GRIPE

As gripes são causadas não por um, mas por várias espécies de vírus, o que explica a razão de uma infecção ser seguida por outra, dando a impressão de que o nariz não pára nunca de escorrer. Por ser vírus, não há resposta ao tratamento com antibióticos, porém a cura se dá por si mesma, em geral num período de 4 a 5 dias. Quando a criança começa a freqüentar pela primeira vez o maternal, a creche, ou a pré-escola, é atacada por multidões de vírus, que são lançados sobre ela através da tosse dos coleguinhas, tornando esse o pior ano, quanto a infecções. Aos poucos, alguma imunidade é adquirida, e o número de doenças gradualmente diminui a cada ano, até a idade adulta. A maior parte da imunidade que o bebê herda da mãe se perde aos 6 meses, e é no primeiro inverno que, em geral, aparece a primeira gripe.

**EM MÉDIA, AS CRIANÇAS, ENTRE 1 E 4 ANOS DE IDADE, VÃO PEGAR ATÉ 9 RESFRIADOS POR ANO, SENDO O COMUM UM TOTAL DE 6 RESFRIADOS, O QUE SIGNIFICA PEGAR CERCA DE 1 RESFRIADO A CADA 8 SEMANAS.**

As gripes são transmitidos pelos colegas e por outras pessoas com quem a criança entra em contato; não são o resultado de a criança ter ficado molhada ou ter apanhado frio, sejam quais forem os mitos divulgados a respeito.

Não há tratamento específico para gripe. Se você acha que precisa de ajuda e mais orientação, procure o médico.

## AMÍGDALAS

A amigdalite é uma infecção específica dos tecidos tonsilares, na parte de trás da garganta, e de suas glândulas associadas. Quando as amígdalas estão vermelhas, não estão só irritadas, mas cheias de pontos de pus. Isso é causado por bactérias e deve ser tratado com antibióticos.

As amígdalas são minúsculas nas crianças pequenas, alcançando o tamanho normal perto dos 7 anos. A remoção cirúrgica das amígdalas raramente acontece antes dos 4 anos. Entretanto, deve ser considerado o fato de existirem infecções recorrentes ou infecções crônicas. Somente o tamanho não é indicador para a remoção. Amígdalas grandes não causam problemas quanto à alimentação.

### REMÉDIOS: COMO ADMINISTRÁ-LOS

Costuma ser difícil fazer uma criança pequena tomar remédios. Se o médico receitar um remédio de gosto desagradável, pergunte, da próxima vez, se não existe um outro mais palatável. Existem também aqueles que requerem um número menor de doses por dia.

Muitas drogas podem ser dadas sob a forma de líquido às crianças, de preferência numa colher, ou escondidas num suco favorito. Às vezes, até uma seringa de plástico é mais prática. Se for necessário administrar cápsulas ou comprimidos, a boca deve ser umedecida antes de tomá-los. Os comprimidos também descem pela garganta com maior facilidade quando colocados num pouquinho de sorvete.

## CRUPE

É uma forma juvenil de laringite, causada por vírus, gerando uma infecção na laringe, a região da voz. Em geral, os antibióticos não resolvem. A criança com crupe produz um barulho característico quando respira, acompanhado de uma tosse igual ao som produzido pelos leões do mar. Numa forma branda, é mais fácil de ser tratada em casa, com umidade.

No entanto, algumas crianças podem ficar seriamente doentes, portanto, se a condição delas piorar rapidamente, procure ajuda imediata.

## ASMA

A asma afeta 20% das crianças. Apesar de todo o interesse atual sobre o assunto, tanto médico quanto da mídia, a asma é ainda tratada inadequadamente. Sua marca registrada é uma respiração ruidosa, que vem dos pulmões, em geral no ato de expiração. Pode ser induzida por exercício ou por infecções respiratórias virais. É freqüentemente associada a períodos de tosse seca, no meio da noite.

Na maioria das crianças asmáticas ela tem a forma branda, podendo a criança ter uma vida normal, sem restrições. O tratamento faz uso de alguns remédios, que servem de alívio e de prevenção, com a finalidade de abrir as passagens de ar; os de mais fácil administração são os inalantes. São produtos extremamente seguros e altamente efetivos e não perdem potência com o uso continuado. Assegure-se de que o médico lhe deu um plano de ação passo a passo, quanto à asma, para ser aplicado, se necessário. Testes de alergia também se mostram eficazes para algumas crianças.

Infelizmente, é preciso lembrar que uma das causas mais comuns de tosse nas crianças é a exposição passiva à fumaça do cigarro, dos adultos.

## PROBLEMAS NO OUVIDO

### PERDA DA AUDIÇÃO

A perda de audição grave pode ser diagnosticada, em geral, entre 6 e 9 meses de idade. No entanto, já vi casos não diagnosticados até os 18 meses. Se a criança não responde a barulhos baixos e inesperados, se o desenvolvimento da fala é lento, ou se houver a menor dúvida na cabeça dos pais, deve-se fazer um teste de audição. Comece a pensar em perda de audição se você fala docemente, confortando o bebê que chora, e ele não muda o ritmo do choro de acordo com sua fala. Uma criança com audição normal reagirá, quando você entra no quarto inesperadamente e fala baixo com ela. Se uma música for tocada no quarto, uma criança com audição normal vai virar a cabeça na direção do som.

### INFECÇÃO NO OUVIDO MÉDIO, OU OTITE MÉDIA

Após um resfriado, uma ida à piscina ou um mergulho, as bactérias podem entrar no ouvido médio, desenvolvendo-se uma infecção. A criança fica doente, irritável, sente dor no ouvido e pode ter perda parcial da audição. Como a infecção, em geral, é causada por bactérias, antibióticos devem ser administrados, juntamente com remédios que aliviem a dor.

## VÔMITO E DIARRÉIA

Os dois são extremamente comuns entre as crianças. Quando se apresentam juntos, caracteriza-se uma infecção no intestino, ou gastroenterite; se ocorrer somente vômito, pode ser devido a uma infecção noutro local, como no ouvido médio. Se a criança estiver sentindo-se mal, procure o médico. Em casos mais brandos, aqui vão algumas dicas.

As crianças com infecções agudas do intestino precisam de líquidos, não de sólidos. No caso do vômito e da diarréia serem causados por gastroenterite, a origem é quase sempre virótica. Os antibióticos não ajudam nesse caso, provocando um efeito secundário, se utilizados, tornando a diarréia ainda pior.

O leite deve ser abandonado por completo. O tratamento correto para vômitos é dar pequenas quantidades de líquidos, com freqüência:

- Pequenas quantidades: significa não mais que uma medida de uísque de líquido, de cada vez.
- Líquidos: o leite não está incluído, nem quaisquer sólidos, só líquidos.
- Com freqüência: significa a cada meia hora ou quarto de hora, durante o dia. Ajuste o despertador. Apesar de parecer uma quantidade muito pequena de líquido, vai resultar em 1 litro e meio por dia, na dosagem recomendada.

Existe uma solução recomendada pela Organização Mundial de Saúde, de fácil preparação, com ingredientes que são encontrados em qualquer cozinha, mesmo no meio da noite:

- 1 litro de água fria, previamente fervida;
- 6 colheres de chá, rasas, de açúcar;
- 1 colher de chá, de sal.

Basta misturar tudo e administrar conforme foi descrito acima.

## SUMÁRIO

- O vômito, em crianças pequenas, é comum e pode acompanhar qualquer doença da infância, mesmo a mais trivial.
- Quando a criança apresenta muito vômito e diarréia, a causa, em geral, está na gastroenterite virótica; não devem ser dados alimentos calóricos, leite ou antibióticos.

- Somente devem ser administrados líquidos, em pequenas quantidades, com freqüência regular.
- Se você estiver preocupado, ou se a criança demonstra estar doente, "distante", olhar parado, fraca e urinando pouco, procure ajuda médica com urgência.

## FEBRES

Quando o corpo é atacado por uma infecção, seja um resfriado comum ou algo mais sério, a temperatura do corpo sobe, em resposta à infecção. A presença de uma febre é meramente um indicador de que a criança está doente; a temperatura alta não é um sinal acurado da severidade do problema.

Se a temperatura sobe, isto faz com que a criança, já infeliz pela doença, se sinta ainda pior. Além disso, algumas crianças com febre alta são acometidas de convulsões. Por ambas as razões, crianças pequenas devem ser tratadas mais eficiente e rapidamente do que os adultos, na mesma situação.

Uma criança com febre deve usar roupas confortáveis e, não, ser vestida com camadas de roupas extras e enrolada em cobertores. Mergulhar a criança em um banho de água fria, como se tivesse sido trazida especialmente do Ártico, não só é excessivamente cruel, como contraproducente. O procedimento correto é passar uma esponja de leve, com água tépida, ao invés de água fria. Isso fará com que ela tenha uma sensação refrescante e não vai causar arrepios nem diminuir a circulação periférica.

## INFECÇÃO MENINGOCÓCICA

É uma das infecções mais temidas da atualidade. Pode levar a criança à morte ou torná-la incapaz. Entretanto, é uma das bactérias mais fáceis de serem exterminadas, respondendo ao tratamento com a maior parte das penicilinas.

A bactéria meningocócica é um viajante relativamente comum na comunidade dos seres humanos. Por que infecta algumas pessoas e não infecta outras, não está esclarecido. Mas é uma infecção cujos casos dobraram nos últimos dez anos. A bactéria entra no corpo, inicialmente causando uma doença leve, com febre, e ligeira erupção na pele. Transforma-se em septicemia – ou infecção do sangue – ou em meningite – uma infecção que ataca o cérebro. A maioria das crianças de que tratei apresentava ambas, a septicemia e a meningite. A presença de septicemia deve ser suspeitada quando a criança está muito doente e apresenta uma erupção na pele que aumenta a cada minuto. A criança com meningite tem dor de cabeça e pescoço rijo.

Pode acontecer de o médico atender uma criança levemente doente, pela manhã, acalmar os pais, e mandá-la para casa; porém, algumas horas mais tarde, a infecção toma conta e a criança vai piorando rapidamente.

Se a criança parecer doente e for se abatendo rápido, esta é a mais urgente das urgências. A única maneira de evitar a morte e a incapacitação pelo meningocócito é um diagnóstico rápido, imediatamente seguido da primeira dose da medicação adequada.

## A CRIANÇA DOENTE: QUANDO ENTRAR EM PÂNICO

Acredito que a maioria dos sinais de "criança doente" está nos olhos e na vivacidade da criança. Procure logo ajuda médica quando uma criança:

- está pálida, suando e parecendo ansiosa;
- está urinando pouco, tem a boca seca, tem pouca elasticidade na pele e está com os olhos fundos;
- stá ofegante, respirando mal ou tem uma respiração ruidosa;
- está com o pescoço rijo e sente dor, no caso de tentar mexê-lo ou dobrá-lo.

Capítulo 16

# CONFERINDO A SEGURANÇA EM CASA

**NESTE CAPÍTULO**

- Ambientes da casa

## AMBIENTE DA CASA

- Você tem um sistema de segurança para impedir que alguém seja eletrocutado?
- As proteções de tomadas estão devidamente colocadas?
- Existe um muro que restringe o acesso à rua?

### COZINHA

- Os eletrodomésticos têm fios curtos, não ficando pendurados para fora dos móveis?
- Você tem o cuidado de virar os cabos das panelas de modo que não possam ser agarrados pelas crianças?
- As facas e outros objetos pontiagudos ficam guardados fora do alcance das crianças?
- Os produtos de limpeza e outros produtos químicos estão guardados num armário fechado, pelo menos 1 metro e meio acima do chão?
- Se necessário, é possível fechar o acesso à cozinha?

### BANHEIRO

- O banheiro tem tapetes antiderrapantes?
- Os remédios estão guardados fora do alcance das crianças?
- Os aparelhos elétricos, como secadores de cabelo e barbeadores, estão guardados a salvo e longe do contato com a água, quando não estão em uso?
- A temperatura da água do banho é sempre testada, antes que a criança seja colocada na banheira ou no chuveiro?
- As torneiras de água quente são protegidas contra o uso por crianças pequenas?

## LAVANDERIA

- Produtos de limpeza e detergentes estão guardados fora do alcance, num armário à prova de crianças?
- Se necessário, é possível fechar o acesso à lavanderia?

## SALAS DE ESTAR

- Os móveis estão localizados de maneira que ofereçam segurança, por exemplo, longe das janelas?
- As pontas das mesas e dos móveis estão cobertas?
- As cordas das cortinas e das persianas ficam fora do alcance das crianças?
- As portas de vidro têm marcadores coloridos ou são feitas de vidro especial?
- As bebidas alcoólicas estão guardadas num armário à prova de crianças?
- Os brinquedos são mantidos longe da entrada principal?
- Os tapetes são apropriados a não causarem escorregões e quedas?
- Há mesas baixas sobre as quais objetos perigosos ou alimentos indesejáveis possam ser colocados, como baterias de relógios, chá ou café quente?

## QUARTO DA CRIANÇA

- Os brinquedos são adequados à idade da criança?
- Os móveis estão colocados em segurança, por exemplo, longe de tomadas elétricas, janelas ou ventiladores?

## JARDIM EXTERNO

- O portão do jardim fica sempre fechado?

- Os pesticidas, tintas e outros venenos estão guardados devidamente tampados e identificados, fora do alcance das crianças?
- A piscina tem uma cerca de, pelo menos, 1 metro e 20 centímetros, em toda a volta, não podendo ser escalada pelas crianças, bem como possui um portão que se fecha e se tranca automaticamente?